Juliana Jorge
Antônio Sousa

Nível de Atividade Física e Desfechos Clínicos de Pacientes com SCA

Juliana Jorge
Antônio Sousa

Nível de Atividade Física e Desfechos Clínicos de Pacientes com SCA

Curso hospitalar

ScienciaScripts

Imprint

Any brand names and product names mentioned in this book are subject to trademark, brand or patent protection and are trademarks or registered trademarks of their respective holders. The use of brand names, product names, common names, trade names, product descriptions etc. even without a particular marking in this work is in no way to be construed to mean that such names may be regarded as unrestricted in respect of trademark and brand protection legislation and could thus be used by anyone.

Cover image: www.ingimage.com

This book is a translation from the original published under ISBN 978-3-659-87609-7.

Publisher:
Sciencia Scripts
is a trademark of
Dodo Books Indian Ocean Ltd. and OmniScriptum S.R.L publishing group

120 High Road, East Finchley, London, N2 9ED, United Kingdom
Str. Armeneasca 28/1, office 1, Chisinau MD-2012, Republic of Moldova, Europe
Managing Directors: Ieva Konstantinova, Victoria Ursu
info@omniscriptum.com

Printed at: see last page
ISBN: 978-620-2-70269-0

RESUMO

A Síndrome Coronária Aguda (SCA), cujo principal substrato patológico é a aterosclerose, constitui uma das principais causas de morbilidade e mortalidade no mundo moderno. A inatividade física, presente em 85% da população, é considerada um fator de risco para o desenvolvimento da aterosclerose. Esta investigação foi conduzida para determinar o grau de atividade física em pacientes com SCA, utilizando o Questionário Internacional de Atividade Física (IPAQ), consorciando com o prognóstico intra-hospitalar. Trata-se de um estudo observacional e analítico, utilizando 215 indivíduos, consecutivamente, internados com diagnóstico de SCA em hospital de referência em cardiologia no período de julho de 2009 a fevereiro de 2011. Todos os voluntários responderam a uma versão curta do IPAQ e foram acompanhados quanto ao surgimento de eventos cardiovasculares (ECV) durante a internação a partir de avaliação padronizada administrada pelo investigador, corroborada com dados dos prontuários médicos. Para avaliar a associação entre atividade física e presença de complicação intra-hospitalar, optou-se pela técnica de regressão logística para determinar o odds ratio ajustado e não ajustado. Os pacientes foram admitidos com diagnóstico de angina instável (34,4%), Infarto Agudo do Miocárdio (IAM) sem supradesnivelamento de ST (41,4%) e IAM com supradesnivelamento de ST (24,2%), e foram classificados como sedentários (39,5%), insuficientemente ativos (16,7%), ativos (35,8%) e muito ativos (7,9%). Do ponto de vista da linha de base, o grupo sedentário era mais velho (p = 0,001), apresentava maior frequência de episódios prévios de insuficiência cardíaca congestiva (0,01) em relação aos demais e possui pressão arterial sistólica mais elevada, (p = 0,05) que o grupo muito ativo. Verificou-se a presença de ECV em 49,8% da amostra, com tendência linear de aumento na frequência de edema agudo de pulmão (p=0,01), isquemia recorrente (p=0,03) e fibrilação atrial (p<0,001), conforme a diminuição do nível de atividade física. A ocorrência de complicação intra-hospitalar foi associada ao tempo de internação (OR = 1,14) e ao sedentarismo (OR = 5,78), independentemente da idade, pressão arterial sistólica e história de insuficiência cardíaca congestiva. Conclui-se, portanto, que a inatividade física prediz o ECV durante a hospitalização de pacientes com SCA.

Palavras-chave: Síndrome Coronária Aguda, sedentarismo; IPAQ.

RECONHECIMENTO

Em primeiro lugar, agradeço a misericórdia dos **Cristos** e dos **mestres espirituais** pela presença constante na minha vida e por guiarem e abençoarem o meu destino.

Um agradecimento especial aos meus pais, **José Cursino Jorge e Josefa Iramy de Góes Jorge,** pelo amor e apoio incondicional. Amo-vos muito!

Agradeço ao meu orientador **professor doutor Antônio Carlos Sobral Sousa,** pela oportunidade, confiança e paciência durante esses anos de pesquisa.

Meus irmãos, **Marcelo, Tatiana e Ana Rute**, meus irmãos adotados pelo meu coração **Isabela Góes, Ana Carla e Paulo Neto**, e minhas mães adotadas pelo meu coração **Maria José, Ana Ruth e Maria Clara,** pessoas muito importantes que sempre apoiaram minhas decisões. Meus sobrinhos, **Gabriel, Marcela, Matheus, Marcelly e Rafael**, "pessoinhas" que transformam meus dias! Agradeço a todos os meus **familiares!**

Aos meus grandes amigos **Isabela Azevedo, Priscila Mendonça, Isabella Campos, Fernanda Mendonça, Danilo Rafael, Leonardo Yung** e **Thiago Abner** por todos os momentos que vivemos juntos e pela nossa eterna amizade. Não poderia deixar de reforçar meu agradecimento à **Isabela Azevedo,** pelas revisões em inglês e português e pelo constante apoio científico. Agradeço também aos amigos **do POCAN.**

Agradeço à **família de Salto Quântico** pelo estímulo e carinho. Em especial, **Benjamin Teixeira de Aguiar** pelo conhecimento e exemplo de disciplina, fé verdadeira e dedicação pela felicidade e **Aline Rangel** pela orientação, palavras de conforto e amizade.

Agradeço aos examinadores **professor doutor José Antônio Franchini Ramires, professor doutor José Augusto Soares Barreto Filho, professor doutor Antônio Cesar Cabral de Oliveira e professora doutora Joselina Luzia Menezes de Oliveira** pela grande contribuição.

Agradeço à **equipe *do São Lucas Cardio*,** em especial à **Andreza Almeida e ao Gustavo Faro**, por estarem sempre prontos a me ajudar. Agradeço também aos cardiologistas da **Unidade de Dor Torácica e da Unidade Coronariana do Hospital São Lucas** e aos pacientes que colaboraram para a realização deste estudo.

Não podia esquecer a **Canela** e **o Hashi**, anjos de quatro patas que diariamente transformam a minha vida.

Agradeço a todos os que, direta ou indiretamente, contribuíram para a realização deste estudo.

Juliana de Goes Jorge

DEDICAÇÃO

Este estudo é o resultado do trabalho árduo e profissional de Juliana Goes e da colaboração irrestrita dos colegas Marcos Almeida, José Augusto e Joselina. Dedico-o ao meu bem maior, minha família: Dorinha, Nathália, Gisa e Maria.

Antônio Carlos Sobral Sousa

RESUMO

1 INTRODUÇÃO

A Síndrome Coronariana Aguda (SCA) é uma das principais causas de morte no mundo moderno (MATHERS e LONCAR, 2006), sendo responsável, com outras doenças cerebrovasculares, por aproximadamente 30% dos óbitos no Brasil e 10% das internações hospitalares cobertas pelo Sistema Único de Saúde (MINISTÉRIO DA SAÚDE, 2010). De acordo com o quadro clínico, a presença de marcadores bioquímicos de necrose cardíaca e os achados eletrocardiográficos, os SCA podem ser classificados em infarto agudo do miocárdio (IAM) com elevação do segmento S-T, IAM sem elevação do segmento S-T e angina instável (THYGESEN et al, 2007; SCIRICA, 2010).

A alta incidência de SCA é justificada pela falha no controle adequado dos fatores de risco (FR) clássicos, como tabagismo, hipertensão arterial (HAS), diabetes mellitus (DM) e dislipidemia, além da epidemia de obesidade (FORD et al, 2007; RUFF e BRAUNWALD, 2011). Outra possível explicação para a falta de sucesso das estratégias de combate efetivo ao SCA é a adoção do sedentarismo, muito comum nos dias atuais. O estudo INTERHEART (YUSUF et al, 2004), que incluiu 27.908 participantes de 52 países, incluindo o Brasil, mostrou que nove FR modificáveis são responsáveis por mais de 90% do risco de IAM em indivíduos jovens e idosos de ambos os sexos. Nesta investigação, a falta de prática de exercício físico regular foi significativamente associada (p < 0,0001) à ocorrência de IAM, com risco atribuível populacional de 12,5%. Portanto, as ações educativas em saúde devem orientar medidas preventivas para o controle dos FR já instalados (prevenção primária e secundária), prevenindo também a sua instalação (prevenção primária) (NEGRÃO e BARRETO, 2005).

Já foi demonstrado que o sedentarismo também está associado à incidência de diabetes mellitus, hipertensão arterial sistêmica, obesidade, alguns tipos de câncer e doenças crônico-degenerativas como a osteoporose (MINISTÉRIO DA SAÚDE, 2010). No Brasil, 85% da população não pratica nenhuma atividade física, segundo pesquisa realizada pela Sociedade Brasileira de Cardiologia através da Fundação de Apoio à Pesquisa de Doenças do Coração (FUNCOR) (NASCIMENTO NETO et al, 2005).

Postula-se que a atividade física reduz o risco de desenvolvimento de doença arterial coronária através de vários mecanismos: a atividade física aumenta o fornecimento de oxigénio (O2) ao miocárdio, reduz a procura de O2 e melhora a contração do miocárdio e a estabilidade eléctrica. Esta redução da procura de O2 e do trabalho miocárdico reflecte-se numa diminuição da frequência cardíaca (FC) e da pressão arterial (PA) em estado de repouso e numa redução global do tónus simpático. A atividade física também aumenta o diâmetro e a capacidade de dilatação das artérias coronárias, aumenta a formação de artérias colaterais e reduz as taxas de progressão da aterosclerose (THOMPSON, 2004). Outros possíveis mecanismos incluem a diminuição da atividade coagulante e o aumento da atividade fibrinolítica, induzindo a redução da tendência trombogênica (MORAES et al., 2005).

A prática de exercícios mais vigorosos pode proporcionar a manutenção da aptidão cardiorrespiratória, bem como sua funcionalidade. Entretanto, a maioria das atividades de baixa intensidade, não atinge um limiar mínimo necessário para a ocorrência de adaptações cardiorrespiratórias significativas (BRACH et al., 2004; KRAUSE et al., 2007).

A avaliação do nível de atividade física pode ser realizada por métodos diretos (observação, calorimetria, água duplamente marcada, plataformas de força, vetores de aceleração, sensores de movimento reminiscente ou diário) e indiretos (calorimetria indireta, medidas fisiológicas, questionários e estimativa de ingestão calórica) (LAMONTE e AINSWORTH, 2001).

De entre os questionários disponíveis, o Questionário Internacional de Atividade Física (IPAQ) (IPAQ RESEARCH COMMITTEE, 2005) tem sido utilizado regularmente na investigação por se tratar de uma metodologia reprodutível e validada.

Este estudo justifica-se devido à elevada incidência e mortalidade dos SCA e à escassez de publicações que utilizem o IPAQ na determinação do nível de atividade física em doentes com esta patologia. Além disso, apesar da reconhecida proteção da atividade física regular na prevenção do IAM, pelo nosso conhecimento, não está bem estabelecida a correlação entre inatividade física e eventos cardiovasculares (ECV) durante a internação dos pacientes. Portanto, este estudo teve como objetivo avaliar o grau de atividade física em pacientes com SCA, utilizando o IPAQ, associando com o prognóstico intra-hospitalar.

2 REVISÃO DA LITERATURA
2.1   Doença das artérias coronárias

As doenças cardiovasculares (DCV) lideram os índices de morbidade e mortalidade no Brasil e no mundo, sendo a doença arterial coronariana (DAC) a causa de um grande número de mortes e custos em saúde. Sua prevalência aumenta exponencialmente com a idade e é maior em homens do que em mulheres até a oitava década de vida, e a partir deste momento, torna-se equivalente em ambos os sexos (MATOS et al, 2004; FRANCO e MATOS, 2005; LLOYD-JONES et al. 2009).

A DAC é caracterizada por um fornecimento insuficiente de sangue ao coração através das artérias coronárias. Está diretamente relacionada com o grau de obstrução do fluxo sanguíneo pelas placas ateroscleróticas, resultando no estreitamento das artérias coronárias e levando à redução do fluxo sanguíneo coronário, com consequente diminuição da chegada de oxigénio ao coração (SINGH e JIALAL, 2006; GREIG et al, 2008; PINHO et al, 2010).

Inúmeros factores de risco para a DAC estão diretamente relacionados com a disfunção endotelial. O endotélio, quando agredido por fatores de risco, perde gradativamente sua função fisiológica de proteção, tornando-se fonte de elementos que participam da progressão da aterosclerose. Tal dano ou ativação endotelial modifica as funções regulatórias, resultando em disfunção endotelial, alterando a resposta vasodilatadora e reduzindo a atividade antitrombótica, causando alterações estruturais e, obviamente, dano vascular (MARCHIONNI et al. 2003; RUSH et al, 2005; LAUFS et al., 2005).

Segundo Lenfant (2001) e Ishitani et al. (2006), apesar da tendência de redução do risco de mortalidade por DCV no país e no mundo, algumas projeções indicam um aumento de sua importância relativa em países de baixa e média renda. A maior longevidade, aliada à adoção de estilos de vida com maior exposição aos fatores de risco, são consideradas as principais razões para esse aumento. Os factores de risco que se seguem são o tabagismo e a inatividade física, e a alimentação rica em gorduras saturadas, com o consequente aumento do colesterol e da hipertensão arterial.

De acordo com Pinho et al. (2010), a maioria dos pacientes com DCV estabelecida apresenta diminuição da capacidade funcional, que está relacionada à redução do VO2máx obtido durante a realização de um teste de exercício cardiopulmonar. Nestes pacientes, a capacidade de exercício é determinada pela complexa interação entre os sistemas cardiovascular, respiratório, metabólico e muscular, além da modulação dos mesmos pelo sistema nervoso autónomo (SNA). Assim, qualquer desequilíbrio nessa interação pode reduzir a capacidade funcional do indivíduo.

O teste de exercício (TE) continua a ser o método mais utilizado para a avaliação diagnóstica e prognóstica da DAC. No entanto, uma limitação deste método é a incompetência cronotrópica , que pode limitar o aparecimento de alterações do segmento S - T, que podem indicar isquémia miocárdica (GIBBONS et al., 2002). A ecocardiografia sob esforço físico é também uma ferramenta consagrada para o diagnóstico e estratificação de risco para DAC, sendo capaz de detetar alterações isquémicas mais precocemente que o TE (OLIVEIRA et al., 2007; TRAVASSOS et al, 2010).

Inúmeras intervenções são realizadas no tratamento da DAC, incluindo agentes farmacológicos, mudança de hábitos alimentares, suplementação nutricional e prática regular de exercícios físicos (PINHO et al., 2010).

Segundo Piegas et al. (2004), a história natural da doença arterial coronariana envolve a progressão para morte, infarto do miocárdio ou retorno à fase crônica estável. Estes eventos permanecem assim por um período de quatro a seis semanas, sendo que a população atingida evolui de forma heterogénea, considerando o nível de gravidade e o aspeto evolutivo.

A prevenção em doentes com DAC, bem como em indivíduos de alto risco, envolve os mesmos princípios: redução do risco de eventos isquémicos clinicamente relevantes, com consequente redução da incapacidade e mortalidade prematuras, e prolongamento da sobrevida. Devido ao facto de a doença arterial coronária ser de origem multifatorial, é importante estimar o risco absoluto do indivíduo pela presença de factores de risco. É possível direcionar políticas em cardiologia, visando à redução da incidência da DAC e à minimização das complicações da fase aguda, otimizando o uso de intervenções com benefício comprovado por evidências clínicas e epidemiológicas relevantes (BERWANGER et al., 2004).

2.2   Síndrome Coronária Aguda

A denominação Síndrome Coronária Aguda (SCA) corresponde a um amplo espetro de manifestações clínicas e laboratoriais de isquémia aguda do miocárdio, sendo classificada de três formas: angina instável (AI), enfarte agudo do miocárdio (EAM) sem apresentação inicial de S-T elevado e enfarte com elevação de S-T. O IAM sem elevação do segmento S-T constitui aproximadamente 60% a 70% de todos os SCA (RYAN et al., 1996; SANTOS et al, 2006; BASSAN e BASSAN, 2006).

Os doentes com síndrome isquémico do miocárdio típico, mas sem elevação dos marcadores de necrose, são diagnosticados com AI. Existem três formas de AI: angina em repouso, angina de início recente (limitando a angina aos esforços iniciais nas últimas quatro semanas) e angina progressiva (agravamento recente) (FOX, 2004; REIS et al, 2007; PESARO et al, 2008).

Segundo Thygesen et al (2007), a definição de IAM consiste na elevação dos marcadores de necrose miocárdica associada aos seguintes factores: sintomas sugestivos de isquémia miocárdica; elevação do segmento S - T ou bloqueio de ramo esquerdo no ECG; aparecimento de ondas Q patológicas no ECG; evidências, por método de diagnóstico por imagem, de perda de miocárdio viável ou novas alterações segmentares da contratilidade ventricular.

Em relação ao ECG, o IAM com elevação do segmento S-T (IAMCSST) é uma nova, ou supostamente nova, elevação do segmento S-T em 2 ou mais derivações contíguas de pelo menos 1 mm no ponto J ou novo bloqueio de ramo esquerdo. A apresentação de IAM sem elevação do segmento S-T (não IAMCSST) é um verdadeiro desafio diagnóstico. Nesses casos, o ECG pode mostrar uma depressão do segmento S-T, uma inversão da onda T ou mesmo alterações mínimas da onda T, com traçado normal. As diferenças entre IAM não-STEMI e AI baseiam-se na elevação dos indicadores de necrose miocárdica apenas no IAM (METHA et al., 2001; FOX, 2004; ANDERSON et al, 2007).

Segundo Bassan e Bassan (2006) e Anderson et al. (2007), apesar da diferenciação das SCA em três formas clínicas, todas elas partilham, na maioria dos casos, a mesma fisiopatologia de rutura da placa aterosclerótica, resultando em trombose sobreposta, produzindo isquémia miocárdica aguda. No entanto, em alguns doentes, o fenómeno isquémico resulta da diminuição prolongada do fluxo coronário por vasoespasmo arterial localizado ou difuso, ou trombose aguda, na ausência de substrato aterosclerótico angiograficamente visível.

A ação conjunta das proteases segregadas pelos macrófagos e do stress mecânico externo (gatilhos) provoca a rutura da placa aterosclerótica. Ocorre a exposição do conteúdo ateromatoso da placa à corrente sanguínea, desencadeando uma cascata de reacções enzimáticas, resultando na formação de trombina e fibrina, de forma a originar o trombo. As plaquetas, em resposta à lesão endotelial, agregam-se e libertam conteúdo granular, provocando aumento da agregação plaquetária, vasoconstrição e aumento do trombo (ROSEMBERG e AIRD, 1999).

A obstrução total da luz arterial causa necrose miocárdica, que é demonstrada no ECG através de uma elevação do segmento S-T. Após a fase aguda do IAM, geralmente é encontrada uma onda Q no ECG. Se o trombo formado for não oclusivo, algum fluxo sanguíneo vai chegar ao território em sofrimento, originando IAM sem elevação do segmento S-T ou angina instável, o que obriga a uma estabilização clínica precoce, seguida de uma cuidadosa estratificação de risco para a definição de estratégias terapêuticas (invasivas ou conservadoras) (REIMER et al, 1977; FOX, 2004; SCIRICA, 2010).

Os escores clínicos são outra ferramenta de avaliação prognóstica dos pacientes com IAM. Existem vários modelos e ferramentas utilizados para esse fim, sendo o mais simples e mais comumente utilizado em pacientes com IAM: a classificação de Killip-Kimball (Tabela 1) (KILLIP e KIMBALL, 1967; ANTMAN et al., 2004).

Gráfico 1 - Classificação de Killip-Kimball para o IAM

Classificação	Casos clínicos
Killipl	Não há evidência de congestão pulmonar.
Killip2	Estertores, distensão venosa jugular ou terceira bulha cardíaca.
Killip3	Edema pulmonar.
Killip4	Choque cardiogénico.

Fonte: KILLIP-KIMBAL (1967)

De acordo com Thygesen et al (2007), as principais manifestações clínicas da SCA são a dor torácica em sofrimento, constrição ou ardor, geralmente em casa, acompanhada de sintomas neurovegetativos. O exame físico na SCA é essencial para o diagnóstico diferencial da dor torácica e para avaliar o impacto do problema isquémico agudo do miocárdio.

Os avanços diagnósticos e terapêuticos realizados nas últimas décadas no tratamento hospitalar das SCA, reduziram substancialmente sua mortalidade e comorbidades (ANTMAN et al., 2008). O tempo entre o início dos sintomas e a chegada ao hospital está diretamente relacionado com a variável morbidade e mortalidade nos pacientes com SCA, principalmente naqueles com IAMCSST. Diversos estudos têm demonstrado que, quanto mais precoce o diagnóstico e o tratamento instituído, melhor o prognóstico dos pacientes (BASSAN e BASSAN, 2006).

De acordo com Bassan e Bassan (2006), inúmeros avanços no tratamento da SCA ocorreram nas últimas décadas. No entanto, como aproximadamente metade das mortes no IAM ocorre na primeira hora após o início dos sintomas, devido à fibrilação ventricular, é imperativo acoplar imediatamente o paciente ao monitor de ECG, obter um acesso venoso periférico e dispor de um desfibrilador.

A oxigenoterapia suplementar (2-4 l/min) deve ser fornecida por máscara ou cateter nasal aos doentes com dispneia ou diminuição da saturação de oxigénio. O combate à dor é uma medida fundamental para o bem-estar do doente e a diminuição da descarga adrenérgica que provoca o aumento da frequência cardíaca, da contratilidade do miocárdio e da pressão arterial, elementos que aumentam o consumo de oxigénio pelo miocárdio (VAN DE WERF et al. 2003; YANG et al, 2006; WERF et al, 2008).

De acordo com Santos et al. (2006), globalmente, os doentes são tratados com beta-bloqueantes, aspirina, nitroglicerina intravenosa e antitrombina. A dor deve ser tratada com opióides, Nitrato, Oxigénio e Beta-bloqueadores. Está também indicada a terapêutica antiplaquetária por Aspirina e os inibidores da glicoproteína 2b3a, bem como a realização do tratamento de recanalização, quando necessário. A escolha entre o método farmacológico ou mecânico depende da disponibilidade de recursos médicos, mas mais importante que o método escolhido é a rapidez da terapia.

Existem alguns desfechos clinicamente relevantes durante a hospitalização, como reinfarto, choque cardiogênico, insuficiência cardíaca, parada cardíaca, acidente vascular cerebral e morte. Estes eventos resultam num aumento do tempo de internamento e a população afetada evolui de acordo com a gravidade da doença (BERWANGER et al., 2004; PIEGAS et al., 2004).

2.3 Atividade física

É entendida como qualquer movimento corporal produzido pelos músculos esqueléticos de forma voluntária, resultando em gasto energético acima dos níveis considerados em estado de repouso (CASPERSEN et al, 1985). A evolução dos estudos no campo da atividade física relacionada com a saúde tem motivado os investigadores da área a sugerir recomendações sobre a indicação do gasto energético/dia, independentemente da intensidade e do tipo de trabalho muscular que possa eventualmente levar à aquisição e conservação de uma saúde positiva (LEE 2003). A atividade física regular reduz o risco de mortalidade e morbilidade, independentemente de outras alterações no estilo de vida (WEUVE et al., 2004).

Para Piegas et al. (2009), a maioria dos fatores de risco para SCA é modificada favoravelmente pelo exercício físico. A hipertrigliceridemia e a hiperglicemia são reduzidas e, se a ingestão calórica for mantida, há redução de peso em pessoas obesas. A resistência arterial periférica diminui com a consequente redução da pressão em pacientes hipertensos. Há uma diminuição do tónus simpático e do stress emocional, um aumento da atividade fibrinolítica e uma diminuição da agregação plaquetária com melhoria da função endotelial. A atividade física aumenta a sensibilidade à insulina e reduz a risco de desenvolver diabetes mellitus não insulino-dependente. A prática de exercícios também promove a elevação do colesterol HDL.

A prática de exercícios é um stress fisiológico para o organismo, devido ao grande aumento da demanda energética em relação ao estado de repouso, o que provoca grande liberação de calor e intensa modificação do ambiente químico muscular e sistêmico. Consequentemente, a exposição regular ao exercício físico ao longo do tempo (treino físico), promove uma série de adaptações morfológicas e funcionais que proporcionam ao organismo uma maior capacidade de resposta ao stress provocado pelo exercício. É importante notar que os efeitos crónicos do exercício dependem fundamentalmente de uma adaptação periférica que envolve tanto um melhor controlo e distribuição do fluxo sanguíneo como adaptações específicas do músculo esquelético (MORAES et al., 2005).

Além disso, o exercício físico de longa duração pode ajudar a controlar o tabagismo, a hipertensão arterial, a dislipidemia, a diabetes mellitus, a obesidade e o stress emocional. Há evidências de que o exercício físico regular, realizado por longos períodos, associado a uma abordagem multidisciplinar envolvendo intervenções psicológicas, dietéticas e farmacológicas, pode influenciar na prevenção da aterosclerose e na redução de eventos coronarianos a partir da melhora da função ventricular (MENEGHELO et al. 2005; PIEGAS et al, 2009).

O exercício pode ser classificado, de acordo com a mecânica muscular, em dinâmico e estático. Os exercícios dinâmicos envolvem contracções musculares repetidas contra baixa resistência e são bem representados por actividades rítmicas, como andar, correr, andar de bicicleta e nadar. Por outro lado, os exercícios estáticos envolvem contracções musculares com elevada resistência contra poucas repetições. As actividades rectilíneas com levantamento de pesos exemplificam as actividades estáticas (KRAUSE et al., 2007, PIEGAS et al., 2009).

De acordo com Piegas et al. (2009), outra forma de classificação envolve o tipo de energia do metabolismo predominantemente utilizada: aeróbica ou anaeróbica. Os exercícios aeróbicos envolvem actividades de baixa intensidade e longa duração, enquanto os exercícios anaeróbicos envolvem actividades de alta intensidade e curta duração.

O treinamento físico do tipo aeróbico promove um aumento da variabilidade da frequência cardíaca (VFC) em indivíduos idosos, aumento da força dinâmica máxima e da potência de resistência muscular. Uma vez que o envelhecimento provoca a redução da força e da resistência muscular, o treino físico é adequado para atenuar estas perdas (MADDEN et al, 2006; LOPES et al., 2007).

Os benefícios do treino de força relacionados com a modulação autonómica cardíaca, são menos evidentes quando comparados com um programa de treino aeróbio. Alguns autores verificaram que três meses de realização de exercícios resistidos, em intensidade moderada, levaram a alterações na modulação autonómica de pacientes com insuficiência cardíaca. O treino de força parece promover efeitos significativos em relação à modulação autonómica do nódulo sinusal em indivíduos saudáveis, independentemente da idade e do sexo. O mesmo não acontece em indivíduos cuja atividade autonómica sobre o sistema cardiovascular se encontra alterada não só devido ao processo de envelhecimento fisiológico, mas também pela presença de doenças como a hipertensão arterial (TAYLOR et al., 2003) e a insuficiência cardíaca (SELIG et al., 2004; LOPES et al., 2007).

A resposta aguda ao exercício após três meses de treinamento aeróbio não é modificada em indivíduos saudáveis. No entanto, quando testados em pacientes após infarto do miocárdio, o fator VIII da coagulação e a atividade antigênica diminuem após um mês de treinamento (RIBEIRO e OLIVEIRA, 2005).

Atualmente, há mais de dois milhões de mortes atribuídas à inatividade física a cada ano em todo o mundo (MATSUDO et al., 2001). A inatividade física é um importante fator de risco para eventos coronarianos ou novos eventos pós-infarto agudo do miocárdio, sendo diretamente responsável pela baixa aptidão física, pela redução do consumo de oxigênio e diminuição do tônus muscular, pelo aumento do peso corporal, pela elevação dos níveis de triglicerídeos e redução do HDL-colesterol e pela baixa autoestima (PIEGAS et al., 2009). A inatividade física não está apenas relacionada com a doença e a morte, mas também com elevados custos económicos para a sociedade (MATSUDO et al., 2001).

O exercício físico faz parte do quotidiano do ser humano desde os primórdios da sua existência. A aplicação do esforço físico como método diagnóstico, que data do início do século passado, ainda ocupa um espaço destacado na medicina moderna, apesar do desenvolvimento de novas técnicas diagnósticas. A utilização de técnicas que envolvem o exercício físico com o objetivo de investigar a presença de sinais e sintomas de doenças ou avaliar os resultados de intervenções terapêuticas é o que chamamos de teste de exercício clínico. Como exemplo disso, tem-se o teste de esforço cardíaco (GUIMARÃES et al, 2003).

De acordo com Piegas et al. (2009), a relação entre a atividade física (AF) e a saúde tem levantado algumas questões, especialmente no que diz respeito ao tipo e quantidade para diferentes populações e grupos etários. A identificação da quantidade ideal de AF, tentando acompanhar as diferenças comportamentais e biológicas na prevenção e controlo da inatividade física, tem representado um dado desconhecido para os benefícios para a saúde. As actividades e os exercícios recomendados são determinados com base no consumo de oxigénio ou no seu equivalente em METs alcançado antes do aparecimento de sintomas, alterações hemodinâmicas e/ou alterações electrocardiográficas durante um teste de exercício.

A frequência mínima recomendada é de 3 vezes por semana. Exercitar-se numa frequência maior com intensidade menor aumenta os benefícios e reduz os riscos de complicações. O controlo das orientações de prescrição e a realização de exercícios sob supervisão minimizam os riscos. As gradações de intensidade do exercício são essenciais para prevenir lesões músculo-esqueléticas que podem afetar negativamente a permanência em programas de reabilitação ou se tornar uma fonte de incapacidade crônica se os pacientes não forem tratados adequadamente (PIEGAS et al., 2004).

Inúmeros estudos indicam que exercícios intensos a moderados estão associados a reduções significativas na incidência de eventos cardiovasculares, tornando o exercício uma modalidade terapêutica importante na prevenção e no prognóstico dessas doenças. Nos últimos anos, muitos benefícios do exercício regular para pessoas com doenças cardíacas têm sido descritos, além da melhora da capacidade funcional (KATZMARZYK et al., 2005; KRAUSE ET AL., 2007).

Segundo Pinho et al. (2010), o exercício físico leve a moderado de forma regular é recomendado para a manutenção da saúde e prevenção de inúmeras doenças. Além disso, reduz a produção de oxidantes e a ocorrência de danos oxidativos, potencializando o sistema de defesa antioxidante e aumentando a resistência dos órgãos e tecidos contra a ação nociva dos radicais livres.

Os benefícios para a saúde associados à adoção de um estilo de vida fisicamente ativo são amplamente citados e comprovados na literatura, nomeadamente no que se refere à prevenção do aparecimento e desenvolvimento de doenças crónicas como as doenças cardíacas, o cancro, a hipertensão arterial, a diabetes mellitus e a obesidade (CERIN et al., 2005; FONTAINE et al., 2005; HU et al., 2005). Entre os pacientes com factores de risco predisponentes para doenças crónicas degenerativas, a proporção de indivíduos habitualmente classificados como sedentários é significativamente mais elevada quando comparada com os que são fisicamente activos (LAMONTE et al., 2005; LEON et al., 2005; BENEDETTI et al. 2007).

De acordo com Guedes e Gonçalves (2007), teoricamente, supõe-se que a associação observada entre atividade física insuficiente e dislipidemia possa explicar, em parte, o menor risco predisponente ao surgimento e desenvolvimento de doenças cardiovasculares em indivíduos mais ativos fisicamente. Observando que, a monitorização sobre a atividade física habitual tem recebido grande notoriedade no campo da saúde, não só pela sua ação isolada na prevenção e controlo das doenças cardiovasculares, mas também por induzir alterações desejáveis nos níveis de lípidos plasmáticos.

O treino regular tem sido recomendado para os doentes diabéticos como um método não farmacológico para baixar a glicose no sangue e melhorar a tolerância à glicose. Como resultado, a resistência à insulina diminui e a capacidade funcional aumenta. A prescrição de exercícios, normalmente, não difere da indicada para pacientes não diabéticos, a não ser que sejam classificados como grupos de risco, necessitando então de programas supervisionados. Os níveis de glicemia capilar devem ser aferidos antes do início da atividade e, no caso de glicemia < 100 mg/dl, é importante providenciar uma ingestão de hidratos de carbono e atrasar o início da atividade. No caso de níveis de glicemia > 300 mg/dl, deve ser orientada uma hidratação vigorosa durante a atividade física (BALADY et al., 2007, PIEGAS et al., 2009).

Alguns estudos têm analisado os efeitos da alteração do estilo de vida sedentário, através da implementação de programas de exercício físico, numa tentativa de atenuar ou reverter parcialmente a diminuição da VFC que ocorre com o avançar da idade (MADDEN et al, 2006; LOPES et al., 2007).

De acordo com Ribeiro e Oliveira (2005), o estudo dos efeitos do exercício físico no mecanismo de coagulação sanguínea tem se tornado importante pela necessidade de se entender sua relação com a patogênese das doenças vasculares, uma vez que o exercício parece modificar sua atividade e progressão. Há evidências de que o exercício físico altera as três cascatas proteolíticas envolvidas na hemostasia: coagulação, fibrinólise e sistema complemento. Entre esses exercícios estão a corrida, a caminhada, o ciclismo e a corrida em esteira, etc.

A atividade física regular está associada à diminuição do risco de doenças cardiovasculares, incluindo a redução da tendência trombogénica através da diminuição da atividade coagulante e do aumento da atividade fibrinolítica. A falta de equilíbrio nos mecanismos envolvidos na hemostasia, gera uma condição patológica, resultando em sangramento excessivo ou trombose. Alguns autores sugerem adaptações promovidas pelo treinamento, principalmente no potencial fibrinolítico, que reduzem o risco de trombose arterial coronariana (RIBEIRO e OLIVEIRA, 2005; LEON et al., 2005).

Segundo Ribeiro e Oliveira (2005), a ativação plaquetária induzida pelo exercício está relacionada ao metabolismo anaeróbio, pois é mais evidente em exercícios que levam acima do limiar anaeróbio. A participação das catecolaminas no aumento da agregação plaquetária ainda é questionável, pois estudos utilizando β-bloqueadores encontraram inibição dessa atividade, enquanto outros não registraram o mesmo efeito. Quando se utilizou um bloqueador dos canais de cálcio, verificou-se uma atenuação importante da agregação plaquetária. O mecanismo de redução desta agregação após um ano, encontrado em estudos efectuados com indivíduos hipertensos e saudáveis, não é muito claro. Relativamente aos efeitos do treino, os resultados são ainda controversos; no entanto, alguns estudos observaram uma diminuição da adesão e agregação plaquetária em estado de repouso e após o exercício, e após o treino de resistência.

De acordo com Pinho et al. (2010), altas taxas metabólicas, como resultado do exercício, podem aumentar drasticamente o consumo de oxigénio (VO2max) até 20 vezes em comparação com os valores de repouso. Estudos têm demonstrado que o treino de resistência aumenta a defesa antioxidante, bem como a capacidade oxidativa muscular.

O stress oxidativo tem sido associado a uma diminuição do desempenho, à fadiga, a lesões musculares e ao excesso de treino. Por este motivo, alguns investigadores sugerem que a redução do stress oxidativo pode melhorar a tolerância ao exercício e o desempenho físico. O exercício regular de resistência pode tornar o sistema de defesa antioxidante mais eficiente e melhorar a capacidade oxidativa dos sistemas orgânicos, estabelecendo um equilíbrio entre os danos induzidos pelas espécies reactivas de oxigénio e os sistemas de reparação antioxidante (PINHO et al., 2010)

Ainda de acordo com Pinho et al. (2010), dentre as diversas intervenções terapêuticas utilizadas para as doenças cardiovasculares, o exercício físico vem despontando como uma importante ferramenta para a manutenção e/ou recuperação da função endotelial, e seus benefícios estão bem documentados na literatura. O treino físico pode prevenir a disfunção endotelial através da reparação da disponibilidade de NO, prevenindo consequentemente o stress oxidativo. Estas evidências sugerem que o exercício físico pode prevenir ou atenuar o declínio da vasodilatação dependente do endotélio.

O treinamento físico moderado aumenta o relaxamento da musculatura lisa vascular e não vascular, sendo esse aumento do relaxamento devido ao aumento da produção de NO pelas células endoteliais em resposta ao exercício físico (ROE et al 2002; ROGER, 2007). Assim, durante o exercício físico, há um aumento do débito cardíaco e redistribuição do fluxo sanguíneo para os músculos esqueléticos e para a circulação coronariana. Este mecanismo é mediado pela eNOS, cuja expressão genética pode ser aumentada com o exercício aeróbio regular (SUN et al. 2008).

Segundo Marchionni et al. (2003), os conhecimentos que envolvem a relação entre exercício físico, prevenção primária e secundária das DCh já foram amplamente discutidos, e os resultados de inúmeros estudos mostram o impacto do exercício físico no tratamento desta doença. Alguns estudos têm demonstrado uma redução significativa de 20 a 30% na mortalidade por DCV em pacientes submetidos à reabilitação cardíaca.

Assim, os efeitos benéficos do exercício físico regular nas DCV estão principalmente associados ao aumento da produção de vasodilatadores derivados do endotélio, com consequente redução da resistência vascular periférica, diminuição do colesterol LDL e inibição da agregação plaquetária (LAUFS et al 2005; LEON et al 2005).

Segundo Marchionni et al. (2003), a reabilitação cardíaca (RC) com ênfase no exercício físico é uma estratégia eficaz na recuperação coronariana e está associada a menor mortalidade por todas as causas e eventos cardiovasculares, menor probabilidade de reinfarto, menor taxa de revascularização e angioplastia coronariana transluminal percutânea. É importante a prática de exercício físico para indivíduos com ou sem doença cardíaca conhecida, justificando o exercício físico como o foco principal dos programas direcionados para a RC.

Assim, está claro que o exercício físico melhora a capacidade de exercício, a tolerância ao exercício e os sintomas em pacientes com DAC, reduzindo as taxas de mortalidade. No entanto, os mecanismos bioquímicos pelos quais esses benefícios são estabelecidos ainda não são completamente compreendidos. Apesar da melhora da função endotelial ser o fenômeno mais precoce (quatro a seis semanas) do aumento do fluxo sanguíneo coronariano em indivíduos treinados, é precipitado assegurar que este seja o único mecanismo envolvido na melhora da perfusão miocárdica (LAUFS et al. 2005; FRANCO e MATOS, 2005).

De acordo com Yoshinaga et al. (2006), é necessário desenvolver estratégias e acções para a promoção da saúde colectiva, incluindo a atividade física e formas de a quantificar. A atividade física é um importante componente do estilo de vida saudável, principalmente pela evidência de muitos benefícios para a saúde.

2.4 Questionário Internacional de Atividade Física (IPAQ)

Definir a quantidade, intensidade, duração e freqüência da atividade física é fundamental, para que possamos desenvolver programas de intervenção com o objetivo de minimizar e controlar os problemas relacionados ao declínio funcional que vem com o envelhecimento. A utilização em estudos epidemiológicos, de métodos e instrumentos de medidas de atividade na vida diária tem se tornado, cada vez mais, constante para analisar associações entre morbidade e mortalidade com a quantidade perfeita de níveis de atividade física em uma determinada população (KRAUSE et al., 2007).

Na tentativa de monitorar o nível de atividade física habitual em diferentes populações, existe uma variedade de métodos a serem empregados na coleta de informações. Cada método possui caraterísticas próprias e, portanto, apresenta vantagens e limitações que devem ser consideradas na sua utilização (GUEDES et al, 2005).

De acordo com Silva et al. (2007), estes métodos podem ir desde ecrãs electrónicos (por exemplo, sensores de movimento) a inquéritos realizados por questionários. Os modelos electrónicos utilizados são mais precisos mas mais caros, o que limita a sua utilização a estudos epidemiológicos. A utilização de questionários permite que uma grande parte da população seja avaliada, mas a sua precisão é menor.

O questionário é um instrumento distintivo do método de investigação descritiva, do tipo inquérito, que visa observar, registar, analisar, descrever e correlacionar acontecimentos, fenómenos ou comportamentos sem os manipular. Devido à facilidade de aplicá-los em grandes grupos populacionais, ao menor custo e à possibilidade de coletar informações referentes ao tipo e ao contexto em que são realizados, o que não ocorre com outros recursos de medida, os questionários representam o instrumento mais acessível para a avaliação da atividade física habitual, principalmente em estudos epidemiológicos (MATOS et al., 2004).

Entretanto, as informações relacionadas à atividade física, coletadas através de questionários, podem diferir devido à natureza e especificações das perguntas, que devem variar de acordo com o sexo, idade, desenvolvimento cognitivo e contexto social e cultural em que os indivíduos estão inseridos, e ao procedimento de tratamento dos dados direcionado ao cálculo do gasto energético ou índice de atividade física (GUEDES et al, 2005).

Em relação às opções de questionários disponíveis para avaliação dos níveis de atividade física habitual, de acordo com as evidências, considerando os cuidados com critérios de padronização e praticidade, mais recentemente, o Questionário Internacional de Atividade Física (IPAQ) tem recebido especial atenção (CRAIG et al. 2003; GUEDES et al, 2005).

É necessário encontrar formas de quantificar de forma eficaz e económica o nível de atividade física da população. Os questionários são formas viáveis e económicas, mesmo que a sua fiabilidade seja questionável (BENEDETTI et al., 2007). Assim, o Grupo Internacional de Consenso sobre medidas de atividade física, constituído sob a aprovação da Organização Mundial da Saúde (OMS), do Centro de Prevenção e Controle de Doenças dos Estados Unidos (CDC) e do Instituto Karolinska, na Suécia, reuniu pesquisadores com o objetivo de desenvolver e testar um instrumento que permitisse mais medidas de atividade física comparáveis internacionalmente. Para atingir esse objetivo, foi proposto o modelo do Questionário Internacional de Atividade

Física (IPAQ), validado em 12 países e 14 centros de pesquisa, apresentado em diferentes idiomas, inclusive em português (MARSHALL e BUMAN, 2001; HALLAL e VICTORA, 2004).

O IPAQ é um questionário que permite estimar o tempo semanal despendido em actividades físicas moderadas e vigorosas em diferentes contextos do quotidiano, tais como: trabalho, transportes, tarefas domésticas e lazer, e ainda o tempo despendido em actividades passivas, mantidas na posição sentada. O questionário foi publicado em dois formatos: a versão curta e a versão completa. Ambas as versões têm caraterísticas de autoadministração ou de entrevista telefónica (CRAIG et al. 2003; HALLAL e VICTORA, 2004).

A versão curta do IPAQ é composta por oito questões abertas e permite estimar o tempo despendido por semana em diferentes dimensões da atividade física (caminhada e esforços físicos de intensidade moderada a elevada) e da inatividade física (posição sentada). A versão completa do IPAQ apresenta 27 questões relacionadas com as actividades físicas realizadas numa semana normal, com intensidades vigorosa, moderada e ligeira, com uma duração mínima de 10 minutos contínuos, divididas em quatro dimensões de atividade física (trabalho, transporte, tarefas domésticas e lazer) e relativamente ao tempo semanal despendido na posição sentada. Quando comparadas as versões curta e longa do IPAQ, os resultados são diferentes (HALLAL e VICTORA, 2004). Na versão curta, o tempo semanal gasto em atividade física moderada a vigorosa foi menor em comparação com a versão completa. Isso pode ser devido à diferença no número de domínios em cada versão e no número de questões, pois, na versão completa, cada domínio é mais explorado (BENEDETTI et al., 2007).

O Questionário Internacional de Atividade Física (IPAQ) foi originalmente desenvolvido com o objetivo de estimar o nível de atividade física habitual de populações de diferentes países. No Brasil, o IPAQ tem sido testado por diversos pesquisadores quanto à reprodutibilidade (teste/reteste) e validade concorrente. Em geral, os resultados desses estudos indicaram que o IPAQ (habitual semanal, auto-administrado em entrevistas individuais) é um instrumento com boa estabilidade de medidas e precisão aceitável para uso em estudos epidemiológicos (Craig et al. 2003; BENEDETTI et al, 2004).

3 OBJECTIVOS

3.1 Geral

Determinar o nível de atividade física dos doentes com SCA e a sua relação com o prognóstico intra-hospitalar.

3.2 Específico

Avaliar os doentes com SCA quanto ao seu grau de atividade física, através do questionário IPAQ.

4 CASUÍSTICA E MÉTODOS

4.1   Caracterização do estudo:

Estudo observacional, analítico transversal.

4.2   Doentes e métodos:

Amostra não aleatória, por conveniência e realizada de forma consecutiva. A estimativa do tamanho da amostra foi determinada com base na frequência de internações de pacientes com SCA na Unidade de Dor Torácica (UDT) do Hospital São Lucas, considerado referência cardiológica em Sergipe, Brasil, possuindo acreditação nível 3 (IQG - Instituto Qualisa de Gestão). Assim, considerando um número de aproximadamente 10 internações por mês, obteve-se um tamanho amostral de 215 pacientes.

Foram convidados para a pesquisa indivíduos de ambos os sexos que deram entrada na UDT do referido hospital em Sergipe, Brasil, com sintomas de SCA, admitidos para investigação e tratamento no período de julho de 2009 a fevereiro de 2011.

Todos os indivíduos incluídos no estudo responderam a versão curta do IPAQ (Anexo A). A aplicação do IPAQ foi realizada individualmente após a admissão na UDT. Portanto, os participantes do estudo receberam o questionário com instruções e recomendações para o seu preenchimento, sem limite de tempo. Quaisquer dúvidas expressas por eles foram prontamente esclarecidas pelo investigador, que acompanhou pessoalmente toda a coleta de dados.

4.3   Critérios de inclusão e exclusão:

Foram incluídos no estudo doentes que apresentavam sintomas de SCA (angina instável ou enfarte do miocárdio sem apresentação inicial de S-T elevado ou enfarte com elevação do segmento S-T), definidos pela história clínica (sintomas consistentes com isquémia aguda), que apresentavam aumento dos marcadores de necrose cardíaca e SCA confirmada a partir de pelo menos um dos seguintes exames: eletrocardiograma (ECG), ecodoppler transtorácico e cateterismo cardíaco. Foi utilizado como critério de exclusão a incapacidade de preenchimento do questionário (ex. instabilidade hemodinâmica, demência, delirium, distúrbios depressivos graves, etc.).

4.4   Materiais:

Para determinar o perfil clínico e laboratorial e a evolução intra-hospitalar dos pacientes com SCA, foi realizada uma avaliação padronizada (Anexo B), administrada pelo investigador, corroborada com os dados do prontuário médico. Foram avaliados os seguintes parâmetros: a) a identificação do paciente; b) o estado clínico no momento da admissão (pressão arterial diastólica - PAD, pressão arterial sistólica - PAS, frequência cardíaca - FC); c) o tratamento na fase aguda (angioplastia transluminal percutânea - ATP, revascularização do miocárdio e tratamento medicamentoso); d) routine tests (total blood count, creatinine, glucose, urea, lipid profile, sodium and potassium, cardiac necrosis markers - troponin, CK-MB); e) medical history and cardiovascular risk factors (hypertension, diabetes mellitus, dyslipidemia, current/recent smoking, previous cardiovascular disease, etc.f) medidas antropométricas (peso e altura para cálculo do índice de massa corporal - IMC) e g) evolução intra-hospitalar e aparecimento de eventos cardiovasculares (morte cardiovascular, eventos isquémicos recorrentes, edema agudo do pulmão, acidente vascular cerebral, choque cardiogénico e arritmia) e tempo de internamento.

Foram definidos como fumantes os pacientes que tinham o hábito de fumar e como ex-fumantes aqueles que suspenderam o uso do cigarro por pelo menos um ano. Foram classificados como diabéticos os pacientes com diagnóstico prévio da doença e/ou em uso de hipoglicemiantes ou aqueles que apresentaram glicemia de jejum > 126 mg/dl, antes ou durante os exames hospitalares. A hipertensão arterial foi encontrada naqueles que tinham esse diagnóstico antes da internação e/ou estavam fazendo uso de anti-hipertensivos ou naqueles com pressão arterial sistólica ≥140 mmHg e/ou pressão arterial diastólica ≥90 mmHg. A dislipidemia foi determinada pela presença de níveis elevados de colesterol LDL sérico e/ou níveis baixos de colesterol HDL sérico e/ou triglicéridos séricos aumentados (LDL-C > 130 mg/dl, HDL-C < 40 mg/dl e TG > 150 mg/dl). O excesso de peso foi considerado em pacientes com IMC > 25 kg/m^2 (DUARTE et al, 2005).

O diagnóstico de isquémia miocárdica recorrente baseou-se na recorrência dos sintomas isquémicos, em novas alterações electrocardiográficas e/ou subsequentes aumentos dos níveis de CK-MB após uma diminuição do valor de pico (LAMONTE et al., 2005; LEON et al., 2005). O edema pulmonar agudo foi definido como a presença de sinais clínicos de insuficiência ventricular esquerda, sinais de manifestação de dispneia, hipóxia e líquido nos pulmões (ou seja, auscultação pulmonar revelando estertores e radiografia de tórax mostrando infiltração pulmonar bilateral consistente com congestão). O acidente vascular cerebral (AVC) foi definido como o desenvolvimento rápido de sinais clínicos de perturbação focal (ou global) da função cerebral, com uma duração superior a 24 horas, sem uma causa aparente que não esteja relacionada com uma origem vascular (MEHTA et al., 2001). O choque cardiogénico foi definido como a presença de hipotensão (pressão arterial sistólica (PAS) < 90 mmHg ou 30 mmHg abaixo da linha de base), evidência de hipoperfusão tecidular, como oligúria, cianose, extremidades frias e alterações do nível de consciência, pressão capilar pulmonar > 18 mmHg, índice cardíaco < 1.8 l/min/ m², índice de resistência vascular sistémica > 2000 dyne/s/cm5/m2 e aumento da diferença arteriovenosa de O2 > 5,5ml/dl (CALIFF e BENGTSON, 1994; HOCHMAN et al, 1999; KNOBEL, 1999). Foi utilizado um questionário que fornece informações equivalentes à atividade física habitual dos pacientes, o IPAQ, proposto pelo Grupo Internacional para Consenso em Medidas da Atividade Física, constituído sob aprovação da Organização Mundial de Saúde, com representantes de 25 países, incluindo o Brasil (CRAIG et al., 2003). Foi escolhido para a análise o questionário de autoadministração em seu formato curto, versão 8, composto por oito questões abertas, com referência à última semana. As questões indagam quanto à frequência (dias/semana) e tempo (minutos/dia) despendido na execução de exercícios de caminhada, atividades envolvendo desde esforços físicos moderados a intensos, bem como atividades realizadas na posição sentada. Foram consideradas como actividades físicas vigorosas aquelas que exigem um grande esforço físico e fazem com que a pessoa respire muito mais forte do que o normal, e foram consideradas como actividades físicas moderadas aquelas que exigem algum esforço físico e fazem com que a pessoa respire um pouco mais forte do que o normal. Para a classificação da atividade física habitual, foi adotado o consenso proposto pelo Centro de Estudos do Laboratório de Aptidão Física de São Caetano do Sul (coordenador central do IPAQ no Brasil), considerando quatro estratos (Tabela 2) (MATSUDO et al. 2001):

- Mais ativos: $\geq$ 30 minutos/sessão de atividade vigorosa $\geq$ 5 dias/semana; e/ou $\geq$ 20 minutos/sessão de atividade vigorosa $\geq$ 3 dias/semana somados a $\geq$ 30 minutos/sessão de atividade moderada ou caminhada $\geq$ 5 dias/semana;
- Ativo: $\geq$ 20 minutos/sessão de atividades vigorosas $\geq$ 5 dias/semana; e/ou $\geq$ 30 minutos/sessão de atividade moderada ou caminhada $\geq$ 5 dias/semana; e/ou $\geq$ 150 minutos/semana de quaisquer atividades somadas (vigorosa + moderada + caminhada);
- Irregularmente ativo: <150 e >10 minutos/semana de qualquer uma das actividades adicionadas (vigorosa + moderada + caminhada); e
- Sedentário: $\leq$ 10 minutos/semana de qualquer uma das actividades adicionadas (vigorosa + moderada + caminhada).

Gráfico 2 - Classificação do IPAQ

Indivíduos	Andar a pé		Moderado		Vigoroso		Classificação
	F	D	F	D	F	D	
1							Sedentário
2	4	20	1	30			Irregularmente Ativo A
3	3	30					Irregularmente Ativo B
4	3	20	3	20	1	30	Ativo
5	5	45					Ativo
6	3	30	3	30	3	20	Mais activos
7					5	30	Mais activos

F - frequência; D - duração
Fonte: Comité de Investigação IPAQ (2005)

É importante referir que apenas os doentes que praticaram exercício físico regular durante pelo menos três meses antes do primeiro evento de SCA foram considerados fisicamente activos.

4.5 Questões éticas:

Este estudo foi aprovado pelo Comitê de Ética da UFS - Universidade Federal de Sergipe, com o número 5673.0.000.107-09. De acordo com as boas práticas clínicas, antes de entrar no estudo, todos os voluntários assinaram um Termo de Consentimento Livre e Esclarecido.

4.6 Análise estatística e interpretação de dados

4.6.1. Descritivo:

As variáveis qualitativas foram expressas em frequência (percentagem) e as variáveis quantitativas foram testadas quanto ao tipo de distribuição através de testes de normalidade, como o teste de Kolmogorov-Smirnov (mais de 50 doentes) ou o teste de Shapiro-Wilk (menos de 50 doentes). As variáveis com distribuição normal foram descritas com média e desvio padrão. Já as variáveis que apresentaram distribuição não normal foram descritas com mediana e intervalos interquartílicos ou valores máximos e mínimos.

4.6.2. Inferencial:

Nas variáveis qualitativas, as proporções foram comparadas pelo teste do qui-quadrado (mais de 5 pacientes) ou pelo teste exato de Fisher (menos de 5 pacientes), dependendo do número de pacientes em cada célula. Para as variáveis quantitativas com distribuição normal, foi utilizado o teste de análise de variância (ANOVA) com um fator (atividade física) e para o pós-teste, foi utilizado o teste de Tukey para amostras não pareadas. No caso de dados com distribuição não normal, foi utilizado um teste não paramétrico com o teste U de Mann-Whitney.

Para avaliar a associação entre o nível de atividade física e a presença de complicações intra-hospitalares, optou-se pela regressão logística para determinar o odds ratio ajustado e não ajustado. Considerou-se para entrada no modelo, as razões de chance bruta com $p \leq 0{,}25$ e de permanência no mesmo $p \leq 0{,}05$.

A partir dos dados recolhidos, todas as análises foram efectuadas com recurso ao SPSS versão 17.0. As diferenças observadas durante a análise foram consideradas estatisticamente significativas quando a probabilidade foi $\leq 0{,}05$.

5 RESULTADOS

5.1 Caraterísticas da população estudada:

Foram avaliados 215 voluntários com idade média de 62,5 ± 14,7 anos, sendo 124 (57,7%) do sexo masculino e 124 (57,7%) de cor branca. Quanto ao tipo de SCA, os pacientes foram admitidos com o diagnóstico de: angina instável (34,4%), infarto do miocárdio sem elevação do segmento ST (41,4%) e infarto agudo do miocárdio com elevação do segmento ST (24,2%). Em relação ao nível de atividade física, 85 (39,5%) doentes foram classificados como sedentários, 36 (16,7%) insuficientemente activos, 77 (35,8%) activos e 17 (7,9%) como muito activos (Gráfico 1). As caraterísticas basais da população são apresentadas na Tabela 1.

Tabela 1 - Caraterísticas basais da população com SCA

Nível de atividade física						
Variável	Geral (n=215)	A maioria- Ativo(n=17)	Ativo (n=77)	Insuficientemente Ativo (n=36)	Sedentário (n=85)	P
Dados demográficos						
Idade (anos), Média± DP	66.5±14.7	55.1±8.1	66.4±12.9	64.1±11.6	70.0±17.1	0.001*
Homens, n (%)	124 (57.7)	13 (76.5)	41 (53.2)	23 (63.9)	47 (55.3)	0.28
Mulheres, n (%)	91 (42.3)	4 (23.5)	36 (46.8)	13 (36.1)	38 (44.7)	
Cor da pele branca, n (%)	124 (57.7)	6 (35.3)	41 (53.2)	25 (69.4)	52 (61.2)	0.09
Dados de admissão, média ± DP	137.0±26.4	121.7±19.0	135.4±22.5	139.4±29.0	140.5±28.8	0.26
Pressão arterial sistólica (mmHg)						
Pressão arterial diastólica (mmHg)	80.8±14.9	74.7±12.9	80.5±12.5	81.5±14.2	81.9±17.2	0.26
Frequência cardíaca (bpm)	79.3±17.0	72.6±13.9	78.6±15.0	78.4±18.2	81.7±18.3	0.47
Rácio de ejeção (%)	58±14	51±22	58±13	57±16	59±12	0.06
Diagnóstico n (%)					0.28	
Agudos Miocárdio Infarto com S-T Elevação	52 (24.2)	8 (47.1)	19 (24.7)	9 (25)	16 (18.8)	-
Agudos Miocárdio Infarto sem elevação de S-T	89 (41.4)	5 (29.4)	29 (37.7)	14 (38.9)	41 (48.2)	-
Angina instável	74 (34.4)	4 (23.5)	29 (37.7)	13 (36.1)	28 (32.9)	-

* p≤0,05; n = número; DP = desvio padrão; mmHg = milímetro de mercúrio; bpm = batimentos por minuto; % = porcentagem.

Do ponto de vista da linha de base, os grupos não diferiram de acordo com o género, o IMC, o ER, a PAD, a FC e o tipo de SCA. No entanto, os sedentários eram significativamente mais velhos (p = 0,001) do que os restantes grupos, apresentando uma tendência linear crescente (p = 0,001) na média de idades à medida que o nível de atividade diminui (Tabela 1). Observou-se também que os sedentários apresentaram maior média de PAS (p = 0,05) do que o grupo de pacientes mais ativos (Tabela 1).

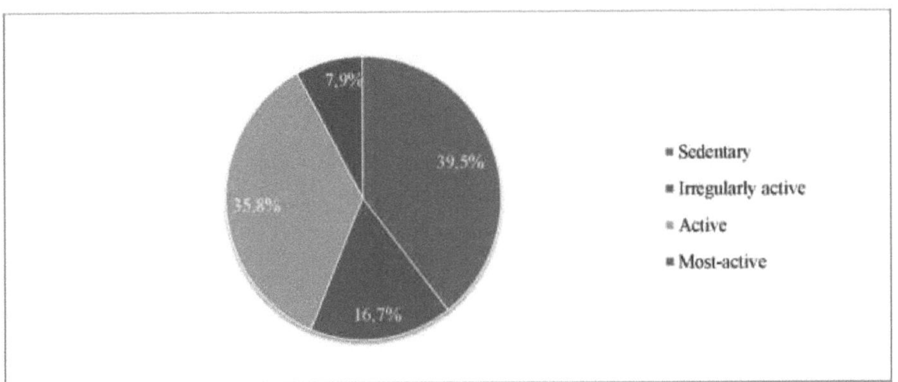

Gráfico 1 - Distribuição do nível de atividade física na ACS.

Relativamente às suas histórias clínicas sobre doenças cardiovasculares prévias, apenas a ICC foi mais prevalente (p = 0,01) no grupo sedentário em comparação com os outros grupos. Entre os 44 pacientes que tiveram ICC prévia, estavam neste grupo 27,1% (23) dos sedentários, 30,6% (11) dos insuficientemente ativos, 9,1% (7) dos ativos e 17,6% (3) dos mais ativos (Tabela 2).

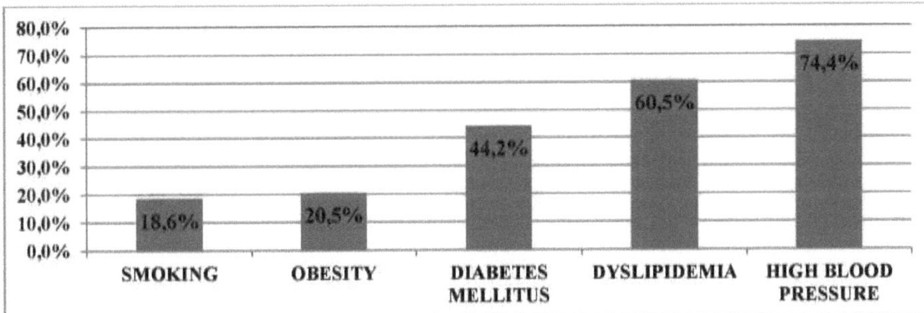

Gráfico 2 - Frequência dos Factores de Risco em doentes com SCA.

Em relação à presença de factores de risco cardiovascular, 160 (74,4%) doentes eram hipertensos, 130 (60,5%) tinham dislipidemia, 95 (44,2%) eram diabéticos, 44 (20,5%) eram obesos e 40 (18,6%) eram fumadores (Quadro 2), não havendo diferenças significativas entre estes grupos (Tabela 2).

Tabela 2 - Antecedentes e factores de risco cardiovascular dos doentes com SCA

Nível de atividade física					
Variável *Antecedentes médicos,* n (%)ó)	Geral (n=215)	Mais-Ativo(n=17)	Ativo (n=77)	Insuficientemente Ativo (n=36)	Sedentário (n=85)	
Antecedentes familiares de DAC	116 (54)	11 (64.7)	37 (48)	19 (52,8)	49 (57,6)	0,5
Antecedentes de DAC	102 (47.4)	7 (41.2)	35 (45,4)	18 (50)	42 (49,4)	0,89
Antecedentes de C precioso	62 (28.8)	6 (35,3)	17 (22,1)	7 (19,4)	32 (37,6)	0,08
IAM anterior	122 (56.7)	9 (52,9)	42 (54,5)	17 (47,2)	54 (63,5)	0,37
Angina instável	29 (13.5)	3 (17,6)	13 (16,9)	5 (13,9)	8 (9,4)	0,53
Angina estável	96 (44.7)	6 (35,3)	38 (44,7)	15 (41,7)	37 (48)	0,78
Angiografia anterior	41 (19.1)	4 (23,5)	13 (16,9)	8 (22,2)	16 (18,8)	0,87
ATC anterior	130 (60.5)	10 (58.8)	48 (62,3)	23 (63,9)	49 (57,6)	0,9
RM anterior	95 (44.2)	9 (52,9)	30 (39)	20 (55,6)	36 (42,3)	0,34
Dislipidemia	160 (74.4)	10 (58,8)	60 (77,9)	28 (77,8)	62 (72,9)	0,39
Diabetes Mellitus	40 (18.6)	4 (23,5)	13 (16,9)	7 (19,4)	16 (18,8)	0,93
Hipertensão Fumador	44 (20.5)	3 (17,6)	7 (9,1)	11 (30,6)	23 (27,1)	0,01*
ICC anterior Arritmia	67 (31.2)	4 (23,5)	21 (27,3)	13 (36,1)	29 (34,1)	0,62
TVP anterior	24 (11.2)	1 (5,9)	4 (5,2)	6 (16,7)	13 (15,3)	0,12
AVC anterior	23 (10.7)	2 (11,8)	5 (6,5)	5 (13,9)	11(12,9)	0,52
Obesidade	44 (20.5)	4 (23,5)	14 (18,2)	12 (33,3)	14 (16,5)	0,96
IMC, média± DP	26.5±4.5	27,8±4,3	26,4±4,6	26,6±4,4	26,3±4,5	0,96

* p≤0,05; n = número; % = porcentagem; DAC = Doença Arterial Coronariana; IAM = Infarto Agudo do Miocárdio; ATC = Angioplastia Transluminal Coronariana; RM = Revascularização do Miocárdio; ICC = Insuficiência Cardíaca Congestiva; TVP = Trombose Venosa Profunda; IMC = Índice de Massa Corporal; DP = Desvio Padrão.

5.2 Evolução dos doentes internados:

Verificou-se a presença de ECV em 49,8% da amostra, com tendência linear crescente na frequência das complicações (p 0,001), de acordo com a diminuição do nível de atividade física (Gráfico 3). As caraterísticas da evolução intra-hospitalar dos pacientes estão apresentadas na Tabela 3.

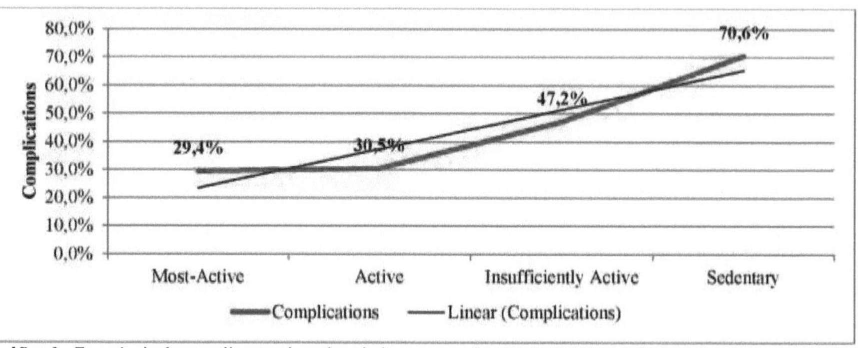

Gráfico 3 - Frequência de complicações intra-hospitalares em pacientes com SCA.

Tabela 3 - Evolução dos doentes com SCA

Nível de atividade física

Variável	Geral (n=215)	Mais activos (n=17)	Ativo (n=77)	Insuficientemente Ativo (n=36)	Sedentário (n=85)	P
Eventos cardiovasculares CVE, n (%)	107 (49,8)	5 (29,4)	25 (32,5)	17 (47,2)	60 (70,6)	<0,001*
APE, n (%)	30 (14)	1 (5,9)	6 (7,8)	4 (11,1)	19 (22,3)	0,04*
isquémia, n (%)	58 (27)	5 (29,4)	13 (16,9)	9 (25)	31 (36,5)	0,05*
Reinfarto, n (%)	35 (16,3)	4 (23,5)	9 (11,7)	6 (16,7)	16 (18,8)	0,52
Arritmia, n (%)	28 (13)	0 (0)	5 (6,5)	4 (11,1)	19 (22,3)	0,01*
Acidente vascular cerebral, n (%)	6 (2,8)	0 (0)	0 (0)	1 (2,8)	5 (5,9)	0,13
Choque, n (%)	4 (1,9)	0 (0)	0 (0)	1 (2,8)	3 (3,5)	0,36
Fibrilação atrial, n (%)	12 (5,6)	0 (0)	1 (1,3)	1 (2,8)	10 (11,8)	0,02*
Morte, n (%)	3 (1,4)	0 (0)	1 (1,3)	0 (0)	2 (2,3)	0,72

* $p \leq 0,05$; n = número; % = Percentagem; ECV = Eventos cardiovasculares APE = Edema Agudo do Pulmão;

Houve diferença significativa na frequência de EAP ($p = 0,04$), isquemia recorrente ($p = 0,05$), arritmia ($p = 0,01$) e fibrilação atrial ($p = 0,02$) entre os níveis de atividade física (Tabela 3). Além disso, existe uma tendência linear crescente na frequência de EAP ($p = 0,01$), isquemia recorrente ($p = 0,03$) e fibrilhação auricular (P0,001) quando existe uma tendência decrescente do nível de atividade física. No entanto, os grupos não diferiram na frequência de AVC ($p = 0,13$), choque cardiogénico ($p = 0,36$), reinfarto ($p = 0,52$) e morte ($p = 0,72$).

Tabela 4 - Permanência hospitalar dos pacientes com SCA.

Variável - Nível de atividade física	Mediana (dias)	Percentil 25 (dias)	Percentil 75 (dias)
Sedentário	8	5	11.5
Insuficientemente ativo	7	5	9
Ativo	6	4	8
Mais activos	7	4.5	8

Em relação ao tempo de internação, houve diferença significativa entre os níveis de atividade física ($p = 0,04$). Os sedentários foram representados por uma mediana de 8 dias; o grupo insuficientemente ativo, por uma mediana de 7 dias; o ativo, por uma mediana de 6 dias; e o mais ativo, por uma mediana de 7 dias (Tabela 4).

Tabela 5 - Odds ratio não ajustado para complicações cardiovasculares relacionadas com o nível de atividade física.

Variável	OU	IC 95%	p
- Nível de atividade física			
Sedentário	5,76	1,84-18,1	0,003*
Insuficientemente ativo	2,15	0,63-7,4	0,224
Ativo	1,15	0,37-3,63	0,81
Mais activos	1		
- Anterior CHF			
Sim	2,04	1,03-4,04	0,04*
Não	1		
- Pressão arterial sistólica	1,006	0,996-1,02	0,24
- Idade	1,02	1,01-1,04	0,01*
- Tempo de internamento	1,16	1,09-1,24	<0,01*

* p≤0,05; OR = Odds Ratio; IC = Intervalo de Confiança; = porcentagem.
%

Ao considerar a relação entre a presença de complicações e o nível de atividade física, observou-se que os pacientes sedentários apresentaram 5,76 vezes mais chances de ter complicações (IC: 95% de 1,84 a 18,1; p = 0,003) em relação aos muito ativos. Por outro lado, os insuficientemente ativos apresentaram uma chance de 2,15 vezes (IC: 95% de 0,63 a 7,36; p = 0,22) e os ativos 1,15 vezes (IC: 95%: 0,37 a 3,63; p = 0,81) (Tabela 5). Por fim, a ocorrência de complicação intra-hospitalar foi associada ao tempo de internação (OR = 1,14) e ao sedentarismo (OR = 5,78). (Tabela 6).

Tabela 6 - Odds ratio ajustado para complicações cardiovasculares relacionadas com o nível de atividade física.

Variável	OU	IC 95%	P
- Nível de atividade física			
Sedentário	5.78	1,68-19,9	0,005*
Insuficientemente ativo	2.23	0,591-8,44	0,24
Ativo	1,28	0,369-4,45	0,70
Mais activos	1		
- Anterior CHF			
Sim	1,73	0,79-3,80	0,17
Não	1		
- Idade	1,01	0,98-1,03	0,64
- Tempo de internamento	1,14	1,07-1,22	<0,001*

* p≤0,05; OR = Odds Ratio; IC = Intervalo de Confiança;
% = porcentagem.

6 DISCUSSÃO

O estilo de vida fisicamente ativo tem sido associado a diversos benefícios à saúde e diminui o risco de algumas doenças, como a SCA. Os resultados deste estudo mostraram que foram avaliados 215 voluntários com idade média de 62,5 anos, 57,7% do sexo masculino, 74,4% eram hipertensos, 60,5% tinham dislipidemia, 44,2% diabéticos, 18,6% tabagistas, 39,5% sedentários, sendo que a maioria apresentava IMC médio de 26,5Kg/m². Em relação ao tipo de SCA, 41,4% dos pacientes apresentaram infarto agudo do miocárdio sem elevação do segmento S-T.

De acordo com os resultados, 49,8% dos pacientes apresentaram ECV durante a internação. Os eventos mais frequentes foram isquémia recorrente (27%), reinfarto (16,3%), edema agudo do pulmão (14%) e arritmia (13%). A mortalidade cardiovascular da população foi de 1,4%. Finalmente, os factores que se associaram a complicações foram o tempo de internamento (OR = 1,14) e a inatividade física (OR = 5,78).

Os resultados obtidos neste estudo confirmam os achados do registo GRACE, ou seja, mais de um terço dos doentes eram do sexo feminino e cerca de metade dos doentes tinham mais de 65 anos (STEG et al., 2002). Da mesma forma, nos pacientes admitidos com SCA, no estudo realizado por Santos et al. (2006), 49,6% tinham idade superior ou igual a 65 anos e 41,5% eram do sexo feminino (relação 1:4 entre homens e mulheres).

Foi também observado um risco mais elevado no grupo dos idosos, ou seja, os doentes com mais de 65 anos, em comparação com os doentes com menos de 65 anos. A mortalidade é três vezes superior nos doentes com mais de 85 anos em comparação com os doentes com menos de 65 anos (PETERSON e BENSIMHON, 2003).

Dentre as modalidades de SCA, os pesquisadores do estudo ENACT (FOX et al., 2000) relataram que a angina instável foi a causa mais frequente de internação (46%), seguida pelo infarto agudo do miocárdio (39%). Dados do registo GRACE, publicados em 2002, apresentaram os resultados de 11.543 doentes, mostrando que à data da alta hospitalar, 38% apresentavam angina instável, 30% de EAMCST e 25% não EAMCST. No estudo de Santos et al (2006), em 860 pacientes admitidos com SCA, a alta hospitalar mais comum foi de angina instável (60%), seguida de não IAMCSST em 27,7% e IAMCSST em 9,1%, diferentemente do que foi encontrado neste estudo.

Em concordância com nossos achados, o estudo AFIRMAR - "Avaliação dos Fatores de Risco para Infarto Agudo do Miocárdio no Brasil", em análise multivariada, mostrou alguns fatores como risco independente para o infarto agudo do miocárdio, entre eles o tabagismo maior ou igual a 5 cigarros/dia, glicemia > 126 mg/dL, história familiar de DAC, hipertensão arterial, diabetes mellitus, etc (PIEGAS et al., 2003).

O registro GRACE - "Global Registry of Acute Coronary Events", um dos maiores registros feitos em síndromes coronarianas agudas, vem fornecendo dados de alta qualidade metodológica para avaliar o "mundo real das síndromes coronarianas agudas" no Brasil e no mundo. Neste registro, os principais fatores de risco foram o tabagismo, representando 62% no Brasil e no mundo, o diabetes com 22% no Brasil e 21% no mundo, a hipertensão arterial equivale a 58% no Brasil e 52% no mundo e as dislipidemias com 31% no Brasil e 37% no mundo.

Ao utilizar os valores de referência sugeridos pelas III Diretrizes Brasileiras sobre Dislipidemia (SANTOS et al, 2001), Guedes e Gonçalves (2007) encontraram em sua pesquisa que o perfil lipídico associado ao aumento do risco de doenças cardiovasculares foi comum em aproximadamente 21% da amostra. O perfil lipídico dos pacientes analisados neste estudo difere de acordo com a prática habitual de estratos de atividade física sugerida pelo IPAQ.

Por vezes, especula-se que as alterações favoráveis no perfil lipídico induzidas pela atividade física podem ser confundidas com alterações concomitantes no peso corporal devido ao aumento do dispêndio energético decorrente do esforço físico (GUEDES e GONÇALVES, 2007).

Para o IMC, Guedes e Gonçalves (2007) encontraram valores médios, que apontam diferenças estatísticas a favor dos homens. Nos seus achados, cerca de 38% da amostra analisada encontrava-se com IMC $\geq$ 28 kg/m2, o que indica excesso de peso. O mesmo foi encontrado por Silva et al. (2007), pois o IMC na amostra masculina (23,3 $\pm$ 2,6kg/m2) foi superior ao das mulheres (19,9 $\pm$ 2,1kg/m2), apresentando diferença estatisticamente significativa (p<0,05).

Estudos epidemiológicos mostram que as pessoas com diabetes têm um risco relativo 2 a 4 vezes maior de desenvolver uma doença cardiovascular do que as pessoas sem diabetes. Alguns estudos demonstraram que, em doentes com diabetes, o risco de doença cardiovascular aumenta com o aumento da concentração de glucose no plasma. No estudo de Duarte et al. (2005), considerando os níveis de glucose, 19,6% dos doentes tinham um diagnóstico prévio de diabetes. Dos pacientes com glicemia > 126 mg/dl, 57% (48 pacientes) apresentaram eventos intra-hospitalares (4 reinfarto agudo do miocárdio, 21 ICC e 7 óbitos). Entre os óbitos na fase hospitalar, 70% dos pacientes apresentavam glicemia elevada.

O exercício influencia a diabetes em vários aspectos, incluindo a concentração de glicose no sangue, a ação da insulina e os factores de risco cardiovascular, tais como hipertensão, dislipidemia, peso e distribuição da gordura corporal (CHIPKIN et al,

2001; BOULE et al, 2001; ERIKSSON, 1999). Como se verificou no estudo CARDIO 2000 II, dirigido por Makrilakis et al. (2004), com 216 doentes diabéticos com SCA, cerca de 55% dos participantes eram fisicamente inactivos. Apesar de tudo isto, a percentagem de pessoas com níveis pelo menos moderados de atividade física tem demonstrado benefícios significativos, por exemplo, no risco de DCV.

O Colégio Americano de Medicina do Desporto recomenda que os doentes com diabetes tipo 2 atinjam um mínimo de 1.000 kcal/semana de atividade física. Esta deve ser efectuada a uma intensidade moderada (40-70% VO2 max), 3-5 dias/semana, durante uma acumulação mínima de 30 minutos/dia (ALBRIGHT et al., 2000). Além disso, muitos investigadores acreditam que a intensidade do exercício moderado é mais bem tolerada pelos doentes e apresenta um risco relativamente baixo de complicações cardíacas e outras (DONG HSIEH et al., 1998).

De acordo com as VI Diretrizes Brasileiras de Hipertensão (ANDRADE et al, 2010), a HAS apresenta alta prevalência e baixas taxas de controle, sendo considerada um dos principais fatores de risco modificáveis e um dos mais importantes problemas de saúde pública. A mortalidade por doença cardiovascular (DCV) aumenta progressivamente com o aumento linear, contínuo e independente da PA a partir de 115/75 mmHg.

De acordo com Williams (2010), em 2001, cerca de 7,6 milhões de mortes em todo o mundo foram atribuídas ao aumento da PA (54% para o AVC e 47% para a doença isquémica do coração), a maioria encontrada em países de baixo e médio desenvolvimento económico e mais de metade em indivíduos entre os 45 e os 69 anos. No nosso país, as DCV têm sido a principal causa de morte. Em 2007, registaram-se 308.466 óbitos por doenças do aparelho circulatório (MALTA et al., 2009). Entre 1990 e 2006, registou-se uma tendência lenta e constante de diminuição das taxas de mortalidade cardiovascular (ANDRADE et al, 2010).

Diferentemente do que foi observado neste estudo, 49,8% dos pacientes apresentaram ECV durante a internação e a mortalidade cardiovascular da população foi de 1,4%. No estudo GREECS (Greek Study of Acute Coronary Syndromes), o número de ECV foi de 9,4%, sendo que 3,2% desses eventos foram fatais. Entre os fisicamente inactivos, 10,6% tiveram um evento nos primeiros 30 dias de internamento. Entre os minimamente ativos e os mais ativos, 7,1% e 6,3%, respetivamente, apresentaram eventos. Análises ajustadas para idade e sexo mostraram que os pacientes fisicamente ativos tiveram 0,8 vezes (IC 95% 0,63 a 1,19) menos chances de ter evento recorrente, comparados aos pacientes fisicamente inativos (PITSAVOS et al., 2008).

Dentre os principais eventos cardiovasculares intra-hospitalares nos pacientes brasileiros avaliados no registro GRACE, destacam-se a insuficiência cardíaca (21%), reinfarto (15%), choque cardiogênico (11%), óbito (11%) e acidente vascular cerebral (1%), sendo o tempo médio de internação de 9 dias. Considerando os eventos cardiovasculares e a mortalidade, Jesus et al (2010) verificaram no seu estudo que 12% dos doentes tiveram eventos cardiovasculares durante o internamento e a mortalidade da população foi de 2,5%.

A partir dos dados do registo GRACE e do registo OASIS - "Organization to Assess Strategies for Ischaemic Syndromes", conclui-se que, em relação aos síndromes coronários sem elevação do segmento S-T, os síndromes coronários agudos com elevação do segmento S-T durante o internamento têm taxas mais elevadas de reinfarto (15% vs. 4,4,%, morte (3,9% vs. 11%, acidente vascular cerebral (1% vs. 0,7%) (PIEGAS, 1999). 4,4,%), morte (3,9% vs. 11%), insuficiência cardíaca congestiva (21% vs. 3,9%) e acidente vascular cerebral (1% vs. 0,7%) (PIEGAS, 1999).

Ribeiro & Oliveira (2005) afirmam que a atividade física regular está associada à diminuição do risco de doenças cardiovasculares, incluindo a redução da tendência trombogénica por diminuição da atividade coagulante e aumento da atividade fibrinolítica. De forma aguda, o exercício físico aumenta as respostas coagulantes e fibrinolíticas. Os efeitos crónicos são positivos para as pessoas com deficiências nestes processos (por exemplo, doentes pós-enfarte do miocárdio).

Apesar de estabelecido o efeito cardioprotetor da atividade física, o mecanismo pelo qual o exercício exerce esse efeito, especialmente relacionado à SCA, não é bem compreendido. Exercícios resistidos têm sido associados a um aumento substancial no desempenho da contratilidade miocárdica (DEMIREL et al., 2001) e no tipo de infarto (BROWN et al., 2005). O exercício tem o potencial de atuar no pré-condicionamento isquêmico do coração, pelo próprio exercício, que é uma forma de isquemia miocárdica (TZIVONI e MAYBAUM, 1997). O pré-condicionamento isquêmico tem efeito protetor de duas formas: pré-condicionamento de início de guarda, até 3 horas após o exercício, ou pré-condicionamento de final de guarda, 24 a 72h após o exercício, possivelmente relacionado ao aumento de proteínas citoprotetoras (YELLON e BAXTE, 1995).

Em concordância com os achados do presente estudo, que demonstraram tendência linear crescente na frequência de complicações, de acordo com a diminuição do nível de atividade física, Pitsavos et al. (2008), no estudo GREECS, afirmaram que o nível de atividade física moderado foi significativamente associado à redução da prevalência de SCA. A atividade vigorosa, embora significativamente associada à diminuição da prevalência, não foi melhor do que a atividade moderada, e o nível leve de atividade física não contribuiu para reduzir o risco de SCA. No mesmo estudo, os pacientes minimamente activos ou muito activos tiveram 0,56 vezes (IC 95% 00:32 a 0,90) menos hipóteses de mortalidade intra-hospitalar em comparação com os fisicamente inactivos. A atividade física foi associada a um menor risco de morte ou de eventos recorrentes.

No estudo "Aerobics Center Longitudinal Study" (WEI et al., 2000), a aptidão cardiorrespiratória foi avaliada através de um teste de exercício máximo e de relatos pessoais de atividade física. Os participantes que declararam ser fisicamente inactivos apresentaram um risco de mortalidade de 1,7 (IC 95%: 1,2 a 2,3) em comparação com os que declararam ser fisicamente activos. O grupo de baixa condição física apresentou um risco de 2,1 (95% CI: 1,5-2,9) para a mortalidade por todas as causas.

Resultados semelhantes foram reportados no "Nurses' Health Study" (HU et al., 2001), numa amostra de 5125 enfermeiras diabéticas, tendo-se verificado uma redução de 45% no risco de DCV nos doentes com nível de atividade física moderado a vigoroso. Finalmente, Tanasescu et al. (2003), a partir do "Health Professionals' Follow-up Study", observaram 42% de redução da mortalidade total e 33% de redução na incidência de doenças cardiovasculares no nível mais elevado de atividade física, comparativamente ao mais baixo.

Com base na prática clínica e na estratificação do IPAQ, os indivíduos podem também ser classificados em dois grupos: não activos (sedentários e irregularmente activos) e activos (activos e muito activos). Esta classificação foi apresentada num estudo anterior realizado pelo nosso grupo (JORGE, et al., 2016).

Entretanto, é importante ressaltar que a utilização do questionário IPAQ para avaliar o nível de atividade física, apesar de ser um instrumento prático e reprodutível, é um método indireto e, portanto, limitado. Outra potencial limitação do nosso estudo foi a exclusão de 01 (um) paciente, que foi a óbito antes da aplicação do questionário.

7 CONCLUSÃO

O conjunto de dados descritos mostra que surge uma tendência linear crescente na frequência de complicações de acordo com a diminuição do nível de atividade física e o sedentarismo prediz CVE, mesmo ajustando para a idade, ICC prévia e nível de PAS.

A utilização do IPAQ para caraterizar o nível de atividade física, fornece informação relevante sobre o prognóstico intra-hospitalar dos doentes com SCA.

É necessária investigação futura para confirmar os nossos dados e, mais importante, para testar os efeitos a longo prazo da prática habitual de atividade física nos resultados cardiovasculares dos doentes com SCA.

Outra perspetiva de investigação é a avaliação da qualidade dos cuidados médicos através do acompanhamento dos doentes após terem sido aconselhados a entrar num programa de reabilitação. Desta forma, seria cumprido um dos objectivos destes estudos observacionais, que é o de melhorar a prática clínica.

REFERÊNCIAS

ALBRIGHT, A; FRANZ, M; HORNSBY, G. et al. Posição do Colégio Americano de Medicina Desportiva. Exercício e diabetes tipo 2. **Med. Sci. Sports Exerc,** v. 32, p. 1345-1360. 2000.

ANDERSON, J. L; ADAMS, C. D, ANTMAN, E. M. et al. ACC/AHA 2007 guidelines for the management of patients with unstable angina/non ST elevation myocardial infarction: a report of the American College of Cardiology/American Heart Association Task Force on Practice Guidelines (Writing Committee to Revise the 2002 Guidelines for the Management of Patients With Unstable Angina/Non ST- Elevation Myocardial Infarction): desenvolvido em colaboração com o American College of Emergency Physicians, a Society for Cardiovascular Angiography and Interventions, e a Society of Thoracic Surgeons: endossado pela American Association of Cardiovascular and Pulmonary Rehabilitation e a Society for Academic Emergency Medicine. **Circulation,** v. 116, p. 148-304, ago. 2007.

ANDERSON, J. L; ADAMS, C. D; ANTMAN, E. M. et al. ACC/AHA 2007 Guidelines for the management of patients with unstable angina/non-ST-elevation myocardial infarction-executive summary: a summary of the ACC/AHA/Task Force on practice guidelines development in collaboration with American Emergency Physicians. **J. Am. Coll. Cardiol,** v. 50, n. 7, p. e1-e157, ago. 2007.

ANDRADE, J. P. de; NOBRE, F; TAVARES, A. et. Al. Sociedade Brasileira de Cardiologia / Sociedade Brasileira de Hipertensão / Sociedade Brasileira de Nefrologia. VI Diretrizes Brasileiras de Hipertensão. **Arq. Bras. Cardiol,** v. 95, n. 1 (supl.1), p. 1-51. 2010.

ANTMAN, E. M; ANBE, D. T; ARMSTRONG, P. W. et al. ACC/AHA guidelines for the management of patients with ST-elevation myocardial infarction: a report of the American College of Cardiology/ American Heart Association Task Force on Practice Guidelines (Committee to Revise the 1999 Guidelines for the Management of Patients with Acute Myocardial Infarction). **Circulation,** v. 110, n. 9, p. e82-e292, ago. 2004.

ANTMAN, E. M; HAND, M; ARMSTRONG, P. W. et al. 2007 focused update of the ACC/AHA 2004 Guidelines for the management of patients with ST- elevation myocardial infarction. **J. Am. Coll. Cardiol,** v. 51, n. 2, p. 1-38, 2008.

BALADY, G. J; WILLIAMS, M. A; ADES, P. A. et al. Core components of cardiac rehabilitation/secondary prevention programs: 2007 update: scientific statement.
programas de reabilitação cardíaca/prevenção secundária: atualização de 2007: uma declaração científica
da American Heart Association Exercise, Cardiac Rehabilitation, and
Cardiac Rehabilitation, and Prevention Committee, do Council on Clinical Cardiology; dos Councils on Cardiovascular Nursing, Epidemiology and
Cardiovascular Nursing, Epidemiology and Prevention, and Nutrition, PhysicalActivity, and Metabolism; e da American Association of Cardiovascular and Pulmonary Rehabilitation. **Circulation,** v. 115, n. 20, p. 2675-82, mai. 2007.

BASSAN, F; BASSAN, R. Abordagem da Síndrome Coronariana Aguda. **Rev. Soc. de Cardiol. do Rio Grande do Sul.** RS, ano XV, n. 07, p. 1-6, jan/fev/mar/abr. 2006.

BENEDETTI, T. R. B; ANTUNES, P. de C; RODRIGUEZ-AÑEZ, C. R. et al. Reprodutibilidade e validade do Questionário Internacional de Atividade Física

(IPAQ) em homens idosos. **Rev. Bras. Med. Esporte**, v. 13, n. 1, p. 11-16, jan./fev. 2007.

BENEDETTI, T. R. B; MAZO, G. Z; BARROS, M. V. Aplicaçâo do Questionário Internacional de Atividade Física para avaliaçâo do nível de atividades físicas de mulheres idosas: validade concorrente e reprodutibilidade teste/reteste. **Rev. Bras. Ciên. e Mov,** v. 12, n. 1, p. 25-33, jan./mar. 2004.

BERWANGER, O; AVEZUM, A; GUIMARAES, H. P. et al. Epidemiologia da síndrome isquêmica aguda com supradesnivelamento de segmento ST - ênfase nas caraterísticas brasileiras. **Rev. Soc. Cardiol.,** Sâo Paulo, v. 14, n. 6, p. 833-9, nov./dez. 2004.

BOULE, N. G; HADDAD, E; KENNY, G. P. et al. Efeitos do exercício físico no controlo glicémico e na massa corporal na diabetes mellitus tipo 2: uma meta-análise de ensaios clínicos controlados. **JAMA**, v. 286, p. 1218-1227. 2001.

BRACH, J. S; SIMONSICK, E. M; KRITCHEVSKY, S. et al. The association between physical function and lifestyle activity and exercise in the health, aging and body composition study. **J. Am. Geriatr. Soc,** v. 52, p. 502-9, abr. 2004.

BROWN, D. A; LYNCH, J. M; ARMSTRONG, C. J. et al. Suscetibilidade do coração à lesão de isquémia-reperfusão e cardioprotecção induzida pelo exercício são dependentes do sexo no rato. **J. Physiol,** v. 564, p. 619 -30. 2005.

CALIFF, R. M; BENGTSON, J. R. Conceitos actuais: choque cardiogénico. **N. Engl. J. Med,** v. 16, n. 330, p.1724-30. 1994.

CASPERSEN, C. J; POWELL, K. E; CHRISTENSON, G. M. Physical activity, exercise, and physical fitness: definitions and distinctions for health-related research. **Public Health Rep.,** v. 100, p. 126-31. 1985.

CERIN, E; LESLIE, E; BAUMAN, A. et al. Níveis de atividade física para a prevenção do cancro do cólon comparados com recomendações genéricas de saúde pública: prevalência na população e correlações sociodemográficas. **Cancer Epidemiol. Biomarkers Prev.,** v. 14, p. 1000-2, abr. 2005.

CHIPKIN, S. R; KLUGH, S. A; CHASAN-TABER, L. Exercise and diabetes. **Cardiol. Clin;** v. 19, p. 489-505. 2001.

CRAIG, C. L; MARSHALL, A. L; SJOSTROM, M. et al. International physical activity questionnaire: 12-country reliability and vality. **Med. Sci. Sports. Exerc,** v. 35, n. 8, p. 1381-95, ago. 2003.

DEMIREL, H. A; POWERS, S. K; ZERGEROGLU, M. A. et al. Short-term exercise improves myocardial tolerance to in vivo ischemia-reperfusion in the rat. **J. Appl. Physiol,** v. 91, p. 2205-12. 2001.

DONG HSIEH, S; YOSHINAGA, H; MUTO, T. et al. Atividade física regular e fatores de risco coronariano em homens japoneses. **Circulation**, v. 97, p. 661-665. 1998.

DUARTE, E. R; PELLANDA, L. C; PORTAL, V. L. Perfil inflamatório, metabólico e lipídico na síndrome isquémica aguda: relação com eventos intra e pós-hospitalares. **Arq. Bras. Cardiol.** São Paulo, v. 84, n. 2, p. 122-129, fev. 2005.

ERIKSSON, J. G. O exercício físico e o tratamento da diabetes mellitus tipo 2. Uma atualização. **Sports. Med,** v. 27, p. 381-391. 1999.

FONTAINE, K. R; BARTLETT, S. J; HEO, M. Os profissionais de saúde estão a aconselhar os adultos com artrite a tornarem-se mais activos fisicamente? **Arthritis Rheum,** v. 53, p. 279-83, abr. 2005.

FORD, E. S; AJANI, U. A; CROFT, J. B. et al. Explicando a diminuição das mortes por doença coronariana nos EUA, 1980-2000. **N. Engl. J. Med,** v. 356, p. 2388-2398, 2007.

FOX, K. A. Manejo das síndromes coronarianas agudas: uma atualização. **Heart,** v. 90, p. 698-706, jun. 2004.

FOX K, A. A; COKKINS, D. V; DECKERS, J. et al. The ENACT study: a panEuropean survey of acute coronary syndromes. **Eur. Heart. J,** v. 21, p. 1440-9. 2000.

FRANCO, F. G. M; MATOS, L. D. N. J. Exercício físico e perfusão miocárdica. In: NEGRÃO, C. E; BARRETO, A. C. (orgs). **Cardiologia do exercício: do atleta ao cardiopata.** São Paulo: Manole; p. 179-259. 2005.

GIBBONS, R. J; BALADY, G. J; BRICKER, J. T, et al. Grupo de Trabalho sobre Diretrizes Práticas do American College of Cardiology/American Heart Association. Comité de Atualização das Diretrizes para os Testes de Exercício de 1997: ACC/AHA 2002 guideline update for exercise testing: summary article. Um relatório do American College of Cardiology/American Heart Association Task Force on Practice Guidelines (Committee to Update the 1997 Exercise Testing Guidelines). **J Am Coll Cardiol.** v. 40, p. 1531-40. 2002.

GUEDES, D. P; GONÇALVES, L. A. V. V. Impacto da prática habitual de atividade física no perfil lipídico de adultos. **Arq. Bras. Endocrinol. Metab,** v. 51, n. 1, p. 7278, fev. 2007.

GUEDES, D. P; LOPES, C. C; GUEDES, J. E. R. P. Reprodutibilidade e validade do Questionário Internacional de Atividade Física em adolescentes. **Rev. Bras. Med. Esporte,** v. 11, p. 151-8, mar./abr. 2005.

GUIMARÃES, J. I; STEIN, R; VLAS-BOAS, F. Normatizaçâo de técnicas e equipamentos para realizaçâo de exames em ergometria e ergoespirometria. **Arq. bras. cardiol,** v. 80, n. 4, p. 457-464, abr. 2003.

GREIG, D; CASTRO, P; GABRIELLI, L. et al. Inflamação e disfunção endotelial em pacientes com insuficiência cardíaca crónica. **Rev. Med. Chil,** v. 136, n. 6, p. 687-93, jun.2008.

HALLAL, P. C; VICTORA, C. G. Fiabilidade e validade do Questionário Internacional de Atividade Física (IPAQ). **Med. Sci. Sports. Exerc,** v. 36, n. 3, p. 556, mar. 2004.

HOCHMAN, J. S; SLEEPER, L. A; WEBB, J. G. et al. Revascularização precoce no enfarte agudo do miocárdio complicado por choque cardiogénico. Investigadores SHOCK. Should We Emergently Revascularize Occluded Coronaries for Cardiogenic Shock. **N. Engl. J. Med,** v. 341, n. 9, p. 625-34, ago. 1999.

HU, G; JOUSILAHTI, P; BARENGO, N. C. et al. Atividade física, fatores de risco cardiovascular e mortalidade entre adultos finlandeses com diabetes. **Diabetes Care,** v. 28, p. 799-805, abr. 2005.

HU, F. B; STAMPFER, M. J; SOLOMON, C. et al. Physical activity and risk for cardiovascular events in diabetic women. **Ann. Intern. Med,** v. 134, p. 96-105. 2001.

Comité de Investigação do IPAQ. **Diretrizes para o processamento e análise de**

dados do Questionário Internacional de Atividade Física. Nov. 2005. Disponível em < http://www.ipaq.ki.se/scoring.pdf>. Acesso em: 30 mar. 2011.

ISHITANI, L. H; FRANCO, G. da C; PERPÉTUO, I. H. O. et al. Desigualdade social e mortalidade precoce por doenças cardiovasculares no Brasil. **Rev. Saúde pública = J. public health**, v. 40, n. 4, p. 684-691, ago. 2006.

JESUS, E. V. S. de; DIAS-FILHO, E. B; MOTA, B. D. E. M. et al. Suspeita de Apneia Obstrutiva do Sono pelo Questionário de Berlim prediz eventos em pacientes com Síndrome Coronariana Aguda. **Arq. Bras.Cardiol**, v. 95, n. 3, p. 313-320, set. 2010.

JORGE, J. G; SANTOS, M. A. A; BARRETO-FILHO, J. A. S. et al. Nível de Atividade Física e Evolução Intra-Hospitalar de Pacientes com Síndrome Coronariana Aguda. **Arq. Bras.Cardiol**, v. 106, n. 1, p. 33-40, jan. 2016.

KATZMARZYK, P. T; CHURCH, T. S; JANSSEN, I. et al. Metabolic syndrome, obesity and mortality: impact of cardiorespiratory fitness. **Dia. Care**, v. 28, p. 391-7, fev. 2005.

KNOBEL, E. Choque cardiogénico. **Arq. Bras. Cardiol**, v. 72, n. 4, p. 404-13. 1999.

KRAUSE, M. P; BUZZACHERA, C. F; HALLAGE, T. et al. Influência do nível de atividade física sobre a aptidâo cardiorrespiratória em mulheres idosas. **Rev. bras. med. esporte**, v. 13, n. 2, p. 97-102, mar./abr. 2007.

KILLIP, T; KIMBALL, J. Tratamento do enfarte do miocárdio numa unidade de cuidados coronários: uma experiência de dois anos com 250 doentes. **Am. J. Cardiol**, v. 20, p. 457-64, out. 1967.

LAMONTE, M. J; AINSWORTH, B. E. Quantificação do gasto energético e da atividade física no contexto da resposta à dose. **Med. Sci. Sports. Exerc.** v. 33, n. 6, p. 370-378. 2001.

LAMONTE, M. J; BARLOW, C. E; JURCA, R. et al. Cardiorespiratory fitness is inversely associated with the incidence of metabolic syndrome: a prospective study of men and women. **Circulation**, v. 26, p. 505-12, jul. 2005.

LAUFS, U; WASSMANN, S; CZECH, T. et al. A inatividade física aumenta o stress oxidativo, a disfunção endotelial e a aterosclerose. **Arterioscler. Thromb. Vasc. Biol**, v. 25, p. 809-14, abr. 2005.

LEE, I. M. Physical activity and cancer prevention: data from epidemiologic studies (Atividade física e prevenção do cancro: dados de estudos epidemiológicos). **Med. Sci. Sports. Exerc**, v. 35, n. 11, p. 1823-7, nov. 2003.

LENFANT, C. Podemos prevenir as doenças cardiovasculares nos países de baixo e médio rendimento? **Bull World Health Organ**, v. 79, p. 980-2. 2001

LEON, A. S; FRANKLIN, B. A; COSTA, F. et al. Cardiac rehabilitation and secondary prevention of coronary heart disease: an American Heart Association scientific statement from the Council on Clinical Cardiology (Subcommittee on Exercise, Cardiac Rehabilitation, and Prevention) and the Council on Nutrition, Physical Activity, and Metabolism (Subcommittee on Physical Activity), in collaboration with the American association of Cardiovascular and Pulmonary Rehabilitation. **Circulation**, v. 111, n. 3, p. 369-76, jan. 2005.

LLOYD-JONES, D; ADAMS, R; CARNETHON, M. et al. American Heart Association. Heart disease and stroke statistics - 2009 update.**Circulation**, v. 119, p. e21-e181, 2009.

LOPES, F. L; PEREIRA, F. M; REBOREDO, M. M. et al. Reduçao da variabilidade da freqüência cardíaca em indivíduos de meia-idade e o efeito do treinamento de força. **Rev. bras. Fisioter,** São Carlos, v. 11, n. 2, p. 113-119, mar./abr. 2007.

MADDEN, K. M; LEVY, W. C; STRATTON, J. R. Exercise training and heart rate variability in older adult female subjects. **Clin. Invest. Med,** v. 29, n. 1, p. 20-8, fev. 2006.

MALTA, D. C; MOURA, L; SOUZA, F. M. et al. Doenças crônicas nao-transmissíveis: mortalidade e fatores de risco no Brasil, 1990 a 2006 **in: Saúde Brasil** 2008. Ministério da Saúde, Brasília, p. 337-362. 2009.

MARCHIONNI, N; FATTIROLLI, F; FUMAGALLI, S. et al. Melhora da tolerância ao exercício e da qualidade de vida com a reabilitação cardíaca de pacientes idosos após infarto do miocárdio: resultados de um estudo randomizado e controlado. **Circulation,** v. 107, n. 17, p. 2201-6, abr. 2003.

MAKRILAKIS, K; PANAGIOTAKOS, D. B; PITSAVOS, C. et al. A associação entre a atividade física e o desenvolvimento de síndromes coronárias agudas em indivíduos diabéticos (o estudo CARDIO2000 II). **Eur. J. Cardiovasc. Prev. Rehabil,** v. 11, n. 4, p. 298-303, ago. 2004.

MARSHALL, A; BUMAN, A. **The International Physical Activity Questionnaire.Summary Report of the Reliability & Validity Studies.**ProduzidopeloComitêExecutivo do IPAQ. DRAFT IPAQ - Resumo, mar. 2001.

MATHERS, C. D; LONCAR, D. Projections of global mortality and burden of disease from 2002 to 2030. **PLoS Med,** v. 3, n. 11, p. e442. 2006.

MATTOS, M. G; ROSSETO JUNIOR, A. J; BLECHER, S. **Teoria e Prática da Metodologia da pesquisa em Educação Física:** monografia, artigo científico e projeto de ação. São Paulo: Phorte, 2004.

MATSUDO, S; ARAÚJO, T; MATSUDO, V. et al. Questionário Internacional de Atividade Física (IPAQ): estudo de validade e reprodutibilidade no Brasil. **Rev. Bras. de Ativid. Fís. & Sáude,** v. 6, n. 2, p. 5-12. 2001.

MEHTA, R. H; RATHORE, S. S; RADFORD, M. J. et al. Acute myocardial infarction in the elderly: differences by age. **J. Am. Coll. Cardiol,** v. 38, n.3, p. 73641, set. 2001.

MENEGHELO, R; FUCHS, A; HOSSRI, C. et al. Prevençao secundária da doença arterial coronária pela atividade física. **Rev. Soc. CardioLEstado de São Paulo**, v. 15, n. 2, p. 130, mar./abr. 2005;

Ministério da Saúde [homepage na internet]. Secretaria Executiva. Datasus Informações em saúde. Mortalidade. [acesso em novembro 2010]. Disponível em: http://www.datasus.gov.br .

MORAES, R. S; NÓBREGA, A. C. L. da; CASTRO, R. R. T. et al. Sociedade Brasileira de Cardiologia. Diretriz de reabilitação cardíaca. **Arq. Bras. Cardiol,** v.84, n. 5, p. 431-40, mai. 2005.

NASCIMENTO NETO, R. M. do; KRIEGER, J. E; MACHADO-COELHO, G. L. et al. Projeto Coraçoes do Brasil. **Arq. Bras. Cardiol,** v. 85, n. 3, p. 218-221, set. 2005.

NEGRÂO, C. E; BARRETO, C. P. **Cardiologia do exercício: do atleta ao cardiopata.** São Paulo: Manole, 2005. 354p.

OLIVEIRA, J. L. M; GÓES, T. J. S; SANTANA, T. A. et al. Incompetência cronotrópica e maior freqüência de isquemia miocárdica na ecocardiografia de exercício. **Cardiovasc. Ultrasound**, v. 5, n. 38, nov. 2007.

PESARO, A E. P; CAMPOS, P. C. G. D; KATZ, M. et al. Síndromes Coronarianas Agudas: Tratamento e Estratificação de Risco. **Rev. Bras. de Terapia Intensiva,** v. 20, n. 2, p. 197-204, abr./jul. 2008.

PETERSON, E; BENSIMHON, B. R. Doença coronária. In: HAZZARD, W. R; BLAS, J. P; HALTER, J. B. et al. **Principles of Geriatric Medicine & Gerontology**. Ed. McGraw-Hill-Companies USA: 434-444, 2003.

PIEGAS, L. S. **Infarto agudo do miocárdio nâo-Q e angina instável: estudo comparativo entre diferenças clínicas e regionais.** Tese de livre-docência - Faculdade de Medicina da Universidade de São Paulo. 1999.

PIEGAS, L. S; AVEZUM, A; PEREIRA, J. C. R. et al, em nome dos pesquisadores do estudo AFIRMAR. Fatores de risco para infarto do miocárdio no Brasil. **Am. Heart J,** v. 146, p. 331-8. 2003.

PIEGAS, L. S; FEITOSA, G; MATTOS, L. A. et al. Sociedade Brasileira de Cardiologia. Diretriz da Sociedade Brasileira de Cardiologia sobre Tratamento do Infarto agudo do Miocárdio com Supradesnível do Segmento ST. **Arq. Bras. Cardiol,** v. 93(6 supl.2), p. e179-e264. 2009.

PIEGAS, L. S; TIMERMAN, A; NICOLAU, J. C. et al. Sociedade Brasileira de Cardiologia. III Diretriz sobre tratamento do infarto agudo do miocárdio. **Arq. Bras. Cardiol,** v. 83(Supl. IV), p. 1-86. 2004.

PINHO, R. A. de; ARAUJO, M. C. de; GHISI, G. L. de M. et al. Doença arterial coronariana, exercício físico e estresse oxidativo. **Arq. Bras. Cardiol**, v. 94, n. 4, p. 549-555, abr. 2010.

PITSAVOS, C; KAVOURAS, S. A; PANAGIOTAKOS, D. B. et al. Physical activity status and acute coronary syndromes survival The GREECS (Greek Study of Acute Coronary Syndromes) study. **J. Am. Coll. Cardiol,** v. 51, n. 21, p. 2034-9, mai. 2008.

REIMER, K. A; LOWE, J. E; RASMUSSEN, M. M. et al. The wavefront phenomenon of schemic cell death: myocardial infarct size vs duration of coronary oclusion in dogs. **Circulation,** v. 56, p. 786-794, 1977.

REIS, A. F. dos; SALIS, L. H. A; MACRINI, J. L. R. et al. Síndrome Coronariana Aguda: morbimortalidade e prática clínica em pacientes do município de Niterói (RJ). **Rev. SOCERJ**, v. 20, n. 5, p. 360-371, set./out. 2007.

RIBEIRO, J. L; OLIVEIRA, A. R. Efeitos do exercício e do treinamento físico na hemostasia.**Rev. Bras. Hematol. Hemoter,** v. 27, n. 3, p. 213-220, jul./set. 2005.

ROE, M. T; STAMAN, K. L; POLLACK, C. et al. A practical guide to understanding the 2002 ACC/AHA Guidelines for the management of patients with unstable angina and non-ST-segment elevation myocardial infarction. **Critical Pathways in Cardiology,** v. 1, n. 3, p. 129-149. 2002.

ROGER, V. L. Epidemiologia do infarto do miocárdio. **Medical Clinics of North America,** v. 91, p. 537-552, 2007.

ROSENBERG, R. D.; AIRD, W. C. Leito vascular: hemostasia específica e estados de hipercoagulabilidade. **N. Engl. J. Med,** v. 340, p. 1555-1564, 1999.

RUFF, C. T; BRAUNWALD, E. The evolving epidemiology of acute coronary syndromes. **Nat. Rev. Cardiol,** v. 8, p. 140-147, mar. 2011.

RUSH, J. W; DENNISS, S. G; GRAHAM, D. A. Vascular nitric oxide and oxidative stress: determinants of endothelial adaptations to cardiovascular disease and to physical activity. **Can. J. Appl. Physiol**, v. 30, n. 4, p. 442-74, ago. 2005.

RYAN, T. J; ANDERSON, J. L; ANTMAN, E. M. et al. ACC/AHA guidelines for the management of patients with acute myocardial infarction: a report of the American College of Cardiology/American Heart Association Task Force on Practice Guidelines (Committee on Management of Acute Myocardial Infarction). **Journal of the American College of Cardiology,** v. 28, p. 1328-428, 1996.

SANTOS, E. S. dos; MINUZZO, L; PEREIRA, M. P. et al. Registro de síndrome coronariana aguda em um centro de emergências em cardiologia. **Arq. Bras. Cardiol.,** São Paulo, v. 87, n. 5, p. 597-602, nov. 2006.

SANTOS, S. D; MARANHÂO, R. C; LUZ, P. L. da. III Diretrizes Brasileiras sobre Dislipidemias e Diretrizes de Prevençao da Aterosclerose do Departamento de Aterosclerose da Sociedade Brasileira de Cardiologia. **Arq. Bras. Cardiol,** v. 77 (supl.3). 2001.

SCIRICA, B. M. Síndrome Coronariana Aguda: ferramentas emergentes para diagnóstico e avaliação de risco. **Journal of the American College of Cardiology,** v. 55, n. 14, p. 14031415, 2010.

SELIG, S. E; CAREY, M. F; MENZIES, D. G. et al. Moderate intensity resistance exercise training in patients with chronic heart failure improves strength, endurance, heart rate variability and forearm blood flow. **J. Cardiac. Fail,** v. 10, n. 1, p. 21-30, fev. 2004.

SILVA, G. dos S. F. da; BERGAMASCHINE, R; ROSA, M. et al. Avaliaçao do nível de atividade física de estudantes de graduaçao das áreas saúde/biológica. **Rev. Bras. Med. Esporte,** v.13, n.1, p. 39-42, jan./fev. 2007.

SINGH, U; JIALAL, I. Oxidative stress and atherosclerosis. **Pathophysiology,** v. 13, p. 129-42, ago. 2006.

STEG, P. G; GOLDEBERG, R. J; GORE, J. M. et al. Caraterísticas de base, práticas de gestão e resultados intra-hospitalares de doentes hospitalizados com síndromes coronários agudos no Global Registry of Acute Coronary Events (GRACE). **Am. J. Cardiol,** v. 90, p. 358-363. 2002.

SUN, M. W; ZHONG, M. F; GU, J. et al. Effects of different levels of exercise volume on endothelium-dependent vasodilation: roles of nitric oxide synthase and hemeoxygenase. **Hypertens. Res,** v. 31, n. 4, p. 805-16, abr. 2008.

TANASESCU, M; LEITZMANN, M. F; RIMM, E. B. et al. Atividade física em relação à doença cardiovascular e mortalidade total entre homens com diabetes tipo 2. **Circulation,** v. 107, p. 2435-2439. 2003.

TAYLOR, A. C; MCCARTNEY, N; KAMATH, M. V. et al. Isometric training lowers resting blood pressure and modulates autonomic control. **Med. Sci. Sports. Exerc,** v. 35, n. 2, p. 251-6, fev. 2003.

O Registo GRACE disponível emwww.outcomes-umassmed.org/grace/ (acesso em 21/01/2010).

THOMPSON, P. D. **O exercício e a cardiologia do esporte**. Barueri, SP: Manole, 2004.

THYGESEN, K; ALPERT, J. S; WHITE, H. D. The Join ESC/ACCF/AHA/WHF Task force for the redefinition of myocardial infarction.Universal definition of myocardial infarction. **J. Am. Coll. Cardiol,** v. 50, p. 2173-2195, 2007.

TRAVASSOS, T. F; SOUSA, A. C. S; BARRETO-FILHO, J. A. S. et al. Isquemia Miocárdica Investigada com Ecocardiografia sob Estresse Físico em Pacientes com Incompetência Cronotrópica em Uso de Betabloqueador. **Rev. Bras. Ecocardiogr. Imagem. Cardiovasc,** v. 23, n. 2, p. 22-30, abr./jun. 2010.

TZIVONI, D; MAYBAUM, S. Atenuação da gravidade da isquemia do miocárdio durante episódios isquémicos diários repetidos. **J. Am. Coll. Cardiol,** v. 30, p. 119 - 24. 1997.

VAN DE WERF, F; ARDISSINO, D; BETRIU, A. et al. Gestão do enfarte agudo do miocárdio em doentes com elevação do segmento ST. A Task Force on the Management of Acute Myocardial Infarction da Sociedade Europeia de Cardiologia. **Eur. Heart. J,** v.24, p. 28-66, ago. 2003.

WEI, M; GIBBONS, L. W; KAMPERT, J. B. et al. Low cardiorespiratory fitness and physical inactivity as predictors of mortality in men with type 2 diabetes. **Ann. Intern. Med,** v. 132, p. 605-611. 2000.

WERF, F. V; BAX, J; BETRIU, A. et al. Gestão do enfarte agudo do miocárdio em doentes que apresentam elevação persistente do segmento ST. Grupo de trabalho sobre o tratamento do enfarte agudo do miocárdio com supradesnivelamento do segmento ST da Sociedade Europeia de Cardiologia. **Eur. Heart J,** v. 29, p. 2909-2945, 2008.

WEUVE, J; KANG, J. H; MANSON, J. E. et al. Atividade física, incluindo caminhada, e função cognitiva em idosos. **JAMA,** v. 292, n. 12, p. 1454-61, set. 2004.

WILLIAMS, B. O ano na hipertensão arterial.**JACC,** v. 55, n. 1, p. 66-73. 2010.

YANG, E. H; BRILAKIS, E. S; REEDER, G. S. et al. Manejo moderno do infarto agudo do miocárdio. **Current Problems in Cardiology,** v. 31, p. 769-817, 2006.

YELLON, D. M; BAXTER, G. F. Uma "segunda janela de proteção" ou um fenómeno de pré-condicionamento retardado: horizontes futuros para a proteção do miocárdio? **J. Mol. Cell. Cardiol,** v. 27, p. 1023-34. 1995.

YOSHINAGA, K; BEANLANDS, R. S. B; DEKEMP, R. A. et al. Effect of exercise training on myocardial blood flow in patients with stable coronary artery disease. **Am. Heart. J,** v. 151, p. 1324. e11-18, jun. 2006.

YUSUF, S; HAWKEN, S; OUNPUU, S et al. Efeito de fatores de risco potencialmente modificáveis associados ao infarto do miocárdio em 52 países (o estudo INTERHEART): estudo caso-controle. **Lancet,** v. 364, p. 937-52, set. 2004.

APÊNDICE A
IPAQ - QUESTIONÁRIO INTERNACIONAL DE ATIVIDADE FÍSICA VERSÂO CURTA

NOME: ____

Dados: _____ / _____ / _____ Idade: ___________ Sexo: F ( ) M ( )

Nós estamos interessados em saber que tipo de atividade física as pessoas fazem como parte do seu dia a dia. Este projeto faz parte de um grande estudo que está a ser feito em vários países ao redor do mundo. Suas respostas nos ajudarao a entender que tao ativos nos somos em relaçao às pessoas de outros países. As perguntas estao relacionadas ao tempo que você gasta fazendo atividade física na **ÚLTIMA** semana. As perguntas incluem as atividades que você fez no trabalho, para ir de um lugar a outro, por lazer, por esporte, por exercício ou como parte das suas atividades em casa ou no jardim. Suas respostas são MUITO importantes. Por favor, responda cada questao, mesmo que considere que nao seja ativo. Obrigado pela sua participaçao!

> Para responder às perguntas, lembre-se de que:
> - actividades físicas **VIGOROSAS** são aquelas que precisam de um grande esforço físico e que fazem respirar MUITO mais forte que o normal.
> - actividades físicas **MODERADAS** são aquelas que precisam de algum esforço físico e que fazem respirar UM POUCO mais forte que o normal.

Para responder às perguntas, pense somente nas atividades que você realiza **por, pelo menos, 10 minutos contínuos** de cada vez.

1a Em quantos dias da última semana você **CAMINHOU** por, <u>pelo menos, 10 minutos contínuos</u> em casa ou no trabalho, como forma de transporte para ir de um lugar para outro, por lazer, por prazer ou como forma de exercício?

dias _____ por **SEMANA** ( ) Nenhum

1b Nos dias em que você caminhou por, <u>pelo menos, 10 minutos contínuos,</u> quanto tempo no total você gastou caminhando **por dia**?

horas _____ minutos: _____

2a Em quantos dias da última semana, você realizou atividades **MODERADAS** por, <u>pelo menos, 10 minutos contínuos,</u> como, por exemplo, pedalar leve na bicicleta, nadar, dançar, fazer ginástica aeróbica leve, jogar vôlei recreativo, carregar pesos leves, fazer serviços domésticos na casa, no quintal ou no jardim, como varrer, aspirar, cuidar do jardim, ou qualquer atividade que fez aumentar **moderadamente** sua respiraçâo ou batimentos do coraçâo? **(POR FAVOR, NÃO INCLUA CAMINHADA)**

dias _____ por **SEMANA** ( ) Nenhum

2b Nos dias em que você fez essas atividades moderadas por, <u>pelo menos, 10 minutos</u>

continuos, quanto tempo no total você gastou fazendo essas atividades **por dia**? horas ________ minutos: ____

3a Em quantos dias da última semana, você realizou atividades **VIGOROSAS** por, pelo menos, 10 minutos contínuos, como, por exemplo, correr, fazer ginástica aeróbica, jogar futebol, pedalar rápido na bicicleta, jogar basquete, fazer serviços domésticos pesados em casa, no quintal ou cavoucar no jardim, carregar pesos elevados ou qualquer atividade que fez aumentar **MUITO** sua respiraçâo ou batimentos do coraçâo?

dias _____ por **SEMANA** ( ) Nenhum

3b Nos dias em que você fez essas atividades vigorosas por, pelo menos, 10 minutos contínuos, quanto tempo no total você gastou fazendo essas atividades **por dia**? horas ________ minutos: ____

Estas últimas questoes sâo sobre o tempo que você permanece sentado todo dia, no trabalho, na escola ou faculdade, em casa e durante seu tempo livre. Isso inclui o tempo sentado estudando, sentado enquanto descansa, fazendo liçâo de casa, visitando um amigo, lendo, sentado ou deitado assistindo TV. Nâo inclua o tempo gasto sentado durante o transporte em ônibus, trem, metrô ou carro.

4a Quanto tempo no total você gasta sentado durante um **dia de semana?** horas minutos: _

4b Quanto tempo no total você gasta sentado durante em um **dia de final de semana?** horas ____ minutos: ____

IPAQ - QUESTIONÁRIO INTERNACIONAL DE ACTIVIDADE FÍSICA VERSÃO CURTA

NOME: ____

Data: ____ / ____ / ____ Idade: __________ Sexo: F ( ) M ( )

Estamos interessados em saber quais os tipos de actividades físicas que as pessoas praticam no seu dia a dia. As perguntas são sobre o tempo que passou a ser fisicamente ativo nos **últimos 7 dias**. Por favor, responda a cada pergunta, mesmo que não se considere uma pessoa ativa. Pense nas actividades que realiza no trabalho, nas tarefas domésticas e de jardinagem, para se deslocar de um local para outro e nos seus tempos livres para recreio, exercício ou desporto. Pense no tempo que passou **a caminhar** nos **últimos 7 dias**. Isto inclui no trabalho e em casa, caminhar para se deslocar de um lugar para outro e qualquer outra caminhada que tenha feito apenas por recreação, desporto, exercício ou lazer.

Para responder às perguntas, lembre-se que:
- As actividades **MODERADAS** referem-se a actividades que exigem um esforço

físico moderado e fazem com que respire um pouco mais forte do que o normal.

• As actividades físicas **VIGOROSAS** referem-se a actividades que exigem um grande esforço físico e que o obrigam a respirar com muito mais força do que o normal.

Pense **apenas** nas actividades físicas que praticou durante pelo menos **10 minutos de cada vez**.

1a Durante **os últimos 7** dias, em quantos dias **caminhou** durante pelo menos 10 minutos de cada vez?

_____ dias por semana ( ) Não caminha

1b Quanto tempo passou normalmente **a caminhar** num desses dias?

_____horas por dia

_____minutos por dia

2a Durante **os últimos 7** dias, em quantos dias fez actividades físicas **moderadas,** como carregar cargas leves, andar de bicicleta a um ritmo regular ou jogar ténis a pares? Não incluir caminhadas.

_____ dias por semana ( ) Nenhuma atividade física moderada

2b Quanto tempo passou habitualmente a fazer actividades físicas **moderadas** num desses dias?

_____horas por dia

_____minutos por dia

3a Durante **os últimos 7** dias, em quantos dias praticou actividades físicas **vigorosas,** como levantar pesos, cavar, fazer aeróbica ou andar de bicicleta a alta velocidade?

_____ dias por semana ( ) Nenhuma atividade física vigorosa

3b Quanto tempo passou habitualmente a fazer actividades físicas **vigorosas** num desses dias?

_____horas por dia

_____minutos por dia

A última pergunta é sobre o tempo que passou **sentado** nos dias úteis durante **os últimos 7 dias**. Inclua o tempo passado no trabalho, em casa, durante os trabalhos do curso e nos tempos livres. Isto pode incluir o tempo passado sentado à secretária, a visitar amigos, a ler, ou sentado ou deitado a ver televisão.

4a Durante **os últimos 7 dias, num dia de semana**?

_____horas por dia

_____minutos por dia

4b Quanto tempo passou **sentado** durante um dia do fim de semana?

_____horas por dia

_____minutos por dia

APPENDIX B

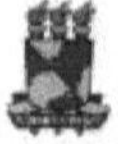

NÍVEL DE ATIVIDADE FÍSICA E DESFECHOS CLÍNICOS
DE PACIENTES COM SÍNDROME CORONARIANA AGUDA

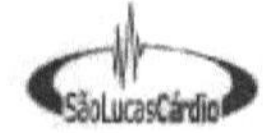

1. IDENTIFICAÇÃO		
NOME:		
ENDEREÇO:		
BAIRRO:	CIDADE:	Tel: ( )
DATA DE NASC: / /	IDADE:	SEXO: ☐ M ☐ F
ESTADO CIVIL:	PROFISSÃO:	COR: ☐ B ☐ NB
Nº DE ADMISSÃO NA URGÊNCIA:		CONVÊNIO:
DATA DE ADMISSÃO NA URGÊNCIA: / /		HORA DA ADMISSÃO:
Nº DE CONTROLE DO HOSPITAL:		NÚMERO DO PRONTUÁRIO:

2. QUADRO CLÍNICO NA ADMISSÃO

HORA DE INÍCIO:	**DIAGNÓSTICO:** ☐ IAM c/ supra ☐ IAM s/ supra ☐ AI		
PA: / mmHg	FC:	KILLIP: ☐ I ☐ II ☐ III ☐ IV	

ECG: Alteração isquêmica?:☐ Não ☐Sim **QUAL?**☐ ST infra ☐ ST supra ☐ T negativa ☐ BRE novo
LAUDO:

LABORATÓRIO:			Glicemia de jejum:		Glicemia:
Data:	U:	Cr:		Na:	K:
Data:	HDL:	TG:		LDL:	COL. Total:
Data:	Troponina:			CK-MB:	

3. TRATAMENTO NA FASE AGUDA

☐ Trat. Clínico isolado	☐ ICP com stent c/ droga ☐ ICP com stent convencional	☐ ATC com balão	☐ RM

Tratamento clinico: ☐ Nitrato SL ☐ Nitrato IV☐Nitroprussiato☐ AAS ☐Clopidogrel☐Clexane☐ IECA ☐ Beta-bloq☐ Ant. de Ca+ ☐ Ant. de AT2 ☐ Diuréticos ☐ Estatina ☐Opióide☐ BZD☐ BRA ☐Ancoron☐ Digitálico ☐Iib/IIA☐ Heparina ☐ BCC☐ Outros:

4. ECOCARDIOGRAMA: **REALIZADO:** ☐ SIM ☐ NÃO **DATA:**

Mobilidade Parietal / contração seg.	
FUNÇÃO DIASTÓLICA	☐ Normal☐ Déficit de relaxamento ☐Pseudonormal☐ Padrão restritivo ☐ Vol. AE normal ☐ Vol. AE aumentado

AE:	Ao:	Ao/AE:	DDVE:	DSVE:	VDF:
VSF:	Esp. Septo:	Esp. Par.:	Sep/par:	Δ%:	FE:

Mobilidade do septo:		Mobilidade da parede:	Hipert.Pulmonar? ☐Sim☐ Não
Mitral	☐ Normal ☐I. leve☐ I. Mod. ☐ I. Grave	**Tricúspide**	☐ Normal☐ I. leve☐ I. Mod.☐ I. Grave
Aórtica	☐ Normal☐ I. leve☐ I. Mod.☐ I. Grave	**Pulmonar**	☐ Normal☐ I. leve☐ I. Mod.☐ I. Grave

OBS: ____

PRESENÇA DE LESÕES:
Da:____
Cx:____
Cd:____
TCE:____
PONTES:____

PADRÃO ARTERIAL: □Uniarterial□Biarterial□Triarterial	FLUXO LENTO: □ Sim□ Não
PONTES MIOCÁRDICAS: □ Sim□ Não	ESPASMO CORONARIANO: □ Sim□ Não
VENTICULOGRAFIA: □ Realizada □ Não realizada	□ Normal □ Hipertrófico
MOTILIDADE: □ Normal□ Hip. discreta □ Hip. Mod. □ Hip. severa e acinesias□Dsicinesias ou aneurisma	

	SIM	NÃO		SIM	NÃO
História familiar de ICO?	□	□	Tem história de DAC prévia?	□	□
IAM prévios?	□	□	Angina instável?	□	□
Angina estável?	□	□	Já fez alguma ATC?	□	□
Já fez cirurgia de RM?	□	□	Faz uso de AAS/Clopidogrel?	□	□
Tem Dislipidemia?	□	□	Faz tratamento p/ DLP?	□	□
Tem Diabetes?	□	□	Faz tratamento regular p/ DM	□	□
Tem Hipertensão?	□	□	Faz tratamento regular p/ HA	□	□
Tem Insuficiência Cardíaca?	□	□	Arritmia pré-existente?	□	□
Tem história de TVP prévia?	□	□	Tem história de AVC prévio?	□	□
Faz atividade física regular?	□	□			
É fumante?	□	□	Ex-tabagista?	□	□

Medicações usadas previamente:

CA:_______	CC:_______	Peso:______	Altura:_____	IMC:	

FALHA NO 1º TRATAMENTO: □ Sim□ Não	NECES. DE INTERVENÇÃO CIRÚRGICA: □Sim □ Não
TEMPO DE UCO:	TEMPO DE INTERNAÇÃO:

NECESSIDADE DE IMPLANTAR MARCAPASSO:□ Sim   □ Não

COMPLICAÇÕES	□ EAP□ AVC □ Choque □ Re-infarto □ Arritmia □Isquemia Recorrente □ Fibrilação Atrial□Óbito

OBS:____
____

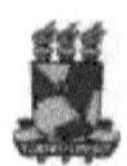 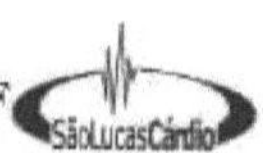

PHYSICAL ACTIVITY LEVEL AND CLINICAL OUTCOMES OF PATIENTS WITH ACUTE CORONARY SYNDROME

1. IDENTIFICATION

NAME:		
ADDRESS:		
NEIGHBORHOOD:	**CITY:**	**Tel: ( )**
BIRTH DATE: / /	**AGE:**	**GENDER:** ☐ M ☐ F
MARITAL STATUS:	**JOB:**	**COLOR:** ☐ W ☐ NW
NUMBER OF ADMISSION AT THE HOSPITAL EMERGENCY:		**HEALTH INSURANCE:**
ADMISSION DATE AT THE HOSPITAL EMERGENCY: / /		**ADMISSION TIME:**
HOSPITAL CONTROL NUMBER:		**NUMBER OF MEDICAL RECORDS:**

2. CLINICAL CONDITION AT THE ADMISSION:

START TIME: | **DIAGNOSIS:** ☐ AMI w/ S-T el.   ☐ AMI w/ no S-T el.   ☐ IA

BP: /   mmHg | **HR:** | **KILLIP:** ☐ I   ☐ II   ☐ III   ☐ IV

ECG: Ischaemic change?: ☐ No ☐ Yes **WHICH?** ☐ ST infra ☐ ST elevation ☐ T negative ☐ New LBBB

REPORT:

LABORATORY: Fasting glycemia: Glycemia:

Date:	U:	Cr:	Na:	K:
Date:	HDL:	TG:	LDL:	COL. Total:
Date:	Troponin:		CK-MB:	

3. TREATMENT AT THE ACUTE PHASE:

☐ Isolated Clinical Treat.	☐ PCI with stent w/ drug ☐ PCI with conventional stent	☐ CTA with balloon	☐ MR

Clinical Treatment: ☐ Nitrate SL ☐ Nitrate IV ☐ Nitroprusside ☐ AAS ☐ Clopidogrel ☐ Clexane ☐ ACE inhibitor ☐ Beta-bloq ☐ Ant. de Ca+ ☐ Ant. de AT2 ☐ Diuretics ☐ Statin ☐ Opioid ☐ BZD ☐ Ancoron ☐ Digitalis ☐ IIb/IIA ☐ Heparin ☐ CCB ☐ Others:

4. ECHOCARDIOGRAM: DONE: ☐ YES ☐ NO   DATE:

Parietal Mobility / contraction seg.	
DIASTOLIC FUNCTION:	☐ Normal ☐ Relaxing deficit ☐ Pseudonormal ☐ Restrictive stantard ☐ Vol. AE normal ☐ Vol. AE inceased

LA:	Ao:	Ao/LA:	DDLV:	SDLV:	EDV:
ESV:	Esp. Septum:	Esp. Par.:	Sep/par:	Δ%:	EF:
Septum mobility:		Wall mobility:	Pulmonary Hipert.? ☐Yes ☐ No		

Mitral	☐ Normal ☐ I. light ☐ I. Mod. ☐ I. Serious	**Tricuspid**	☐ Normal ☐ I. light ☐ I. Mod. ☐ I. Serious
Aortic	☐ Normal ☐ I. light ☐ I. Mod. ☐ I. Serious	**Pulmonary**	☐ Normal ☐ I. light ☐ I. Mod. ☐ I. Serious

OBS:____

CINECORONARIOANGIOGRAFIA	DATE:	N.°:	DOCTOR:

PRESENCE OF LESIONS:
ADA:____
CA:____
RCA:____
LCA:____

ARTERIAL STANDARD: ☐Uniarterial ☐Biarterial ☐Triarterial	SLOW FLOW: ☐ Yes ☐ No
MYOCARDIAL BRIDGE: ☐ Yes ☐ No	CORONARY SPASM: ☐ Yes ☐ No
VENTRICULOGRAPHY: ☐ Done ☐ Not done	☐ Normal ☐ Hypertrophic

MOTILITY: ☐ Normal ☐ Discrete Hip. ☐ Mod. Hip. ☐ Severe hip. and akinesia ☐ Dyskinesia or aneurism

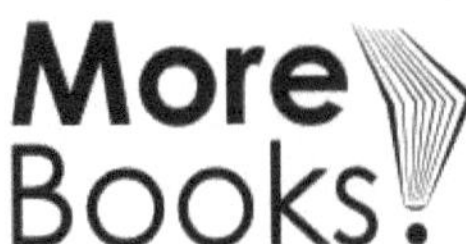

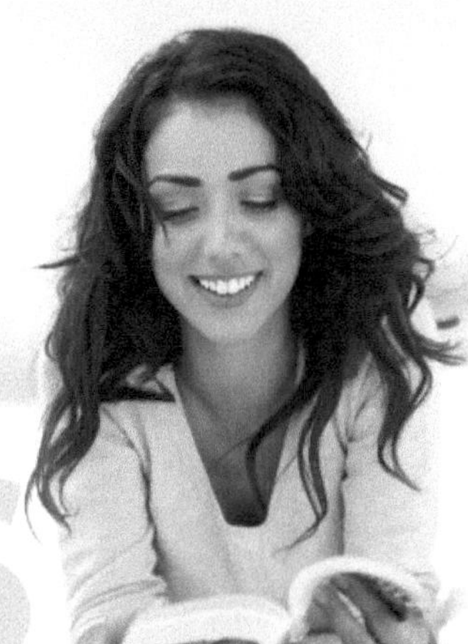

yes

I want morebooks!

Buy your books fast and straightforward online - at one of world's fastest growing online book stores! Environmentally sound due to Print-on-Demand technologies.

Buy your books online at
www.morebooks.shop

Compre os seus livros mais rápido e diretamente na internet, em uma das livrarias on-line com o maior crescimento no mundo! Produção que protege o meio ambiente através das tecnologias de impressão sob demanda.

Compre os seus livros on-line em
www.morebooks.shop

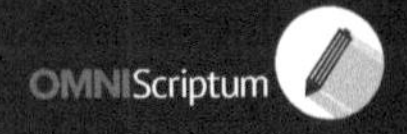

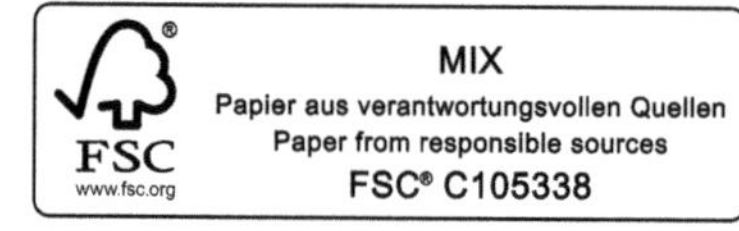

Printed by Books on Demand GmbH, Norderstedt / Germany